名医谈健康 曹礼忠 主审

名中医教你
轻松降血压

| 王清海 编著 |

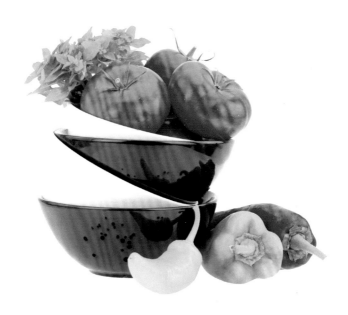

羊城晚报 出版社
·广州·

U0345459

图书在版编目（CIP）数据

名中医教你轻松降血压 / 王清海编著 . — 广州：羊城晚报出版社，
2019.4

ISBN 978-7-5543-0598-0

Ⅰ . ①名… Ⅱ . ①王… Ⅲ . ①高血压 – 防治 Ⅳ . ① R544.1

中国版本图书馆 CIP 数据核字（2018）第 139523 号

名中医教你轻松降血压
Mingzhongyi Jiaoni Qingsong Jiang Xueya

策划编辑	高　玲	
责任编辑	高　玲　廖文静	
特约编辑	李　朝　张　华	
装帧设计	金版文化	
责任技编	张广生	
责任校对	罗妙玲	
出版发行	羊城晚报出版社（广州市天河区黄埔大道中 309 号羊城创意产业	
	园 3-13B　邮编：510665）	
	发行部电话：（020）87133824	
出 版 人	吴　江	
经　销	广东新华发行集团股份有限公司	
印　刷	广州市岭美彩印有限公司	
规　格	787 毫米 ×1092 毫米　1/16　印张 12　字数 230 千	
版　次	2019 年 4 月第 1 版　2019 年 4 月第 1 次印刷	
书　号	ISBN 978-7-5543-0598-0	
定　价	49.80 元	

作者序
PREFACE

关于高血压的养生保健与饮食疗法的书籍已经非常多，对普及高血压防治常识及方法起到了很好的作用。仔细阅读该类书籍的内容，却发现基本上大同小异，比如高血压患者该怎么吃饭，怎么喝水，怎么睡觉，怎么运动，等等，都忽略了一个问题，即高血压病人之间的差异，比如，有的高血压患者需要吃清凉的食品，而有的则适合吃温补的食品，有的适合运动，有的则不适合运动。为什么会有这么大的差距？这是由高血压患者的体质差异和病情差异决定的。如果能够识别这些差异，则高血压患者的养生保健会更加精准，更加个体化，更加有效。而能够识别这种差异的方法，只有中医的辨证论治。

辨证论治，是在中医理论指导下，根据患者的症状、体征、舌象、脉象，进行综合分析所形成的一种证候，又叫证型。根据不同的证候，分别采用不同的治疗方法和措施进行干预，中医又叫作同病异治。例如：气虚证，可用补气的方法治疗；火热证，则采用清热的方法治疗；阴虚证，我们采用滋阴的方法治疗；等等。根据我们多年研究发现，高血压患者最常见的证候，主要有气虚证、阴虚证、阳虚证、气郁证、阳亢证、火热证、痰湿证和血瘀证。有时在同一个患者身上会出现两种以上的证候，如气虚血瘀、痰瘀阻滞、阴虚阳亢等，则治疗上要兼顾两种方法同时使用。

本书的最大编写特点就是以中医的证候为核心进行分类，针对不同的证候，以临床案例为切入点，用通俗的语言分别讨论各种证候的特征，方便广大读者学习和分辨自身的证候类型，再讨论该证候的基本知识，然后详细讨论该证型高血压患者的饮食、运动、针灸、穴位按摩保健等简便易行的方法，供读者在日常养生保健活动中参考应用。

　　本书在构思、设计、编辑、修订过程中，得到了羊城晚报出版社编辑，以及我的研究生江育如、杨琳、李敏等各位医生的大力帮助和支持，在此一并表示衷心的感谢！

王清海

2019 年 1 月于羊城

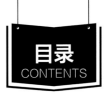
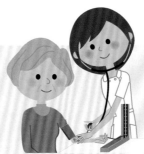
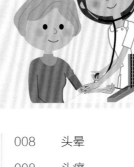

PART

1

血压的形成·高血压的定义

解读高血压真相

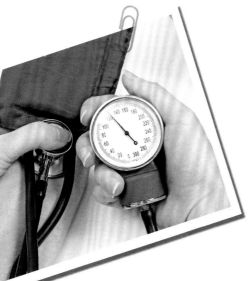

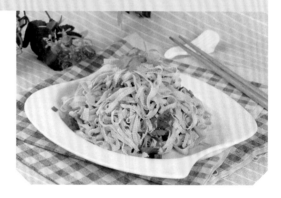

PART 4

形体肥胖·头重如裹·多汗且黏

痰湿证高血压——健脾祛湿

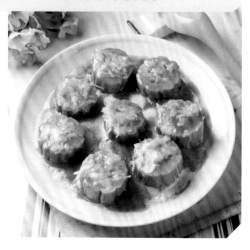

PART **7**　咽干颧红·齿松发脱·潮热盗汗

肾阴虚证高血压——滋补肾阴

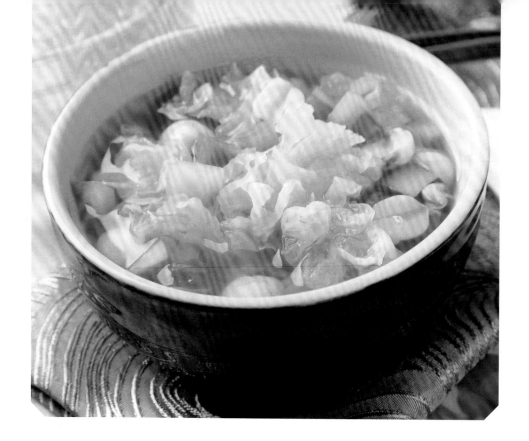

心情抑郁 · 多疑善虑 · 眩晕头痛

肝郁证高血压——疏肝理气

PART

9

肢体麻木·头痛部位固定·舌有瘀斑

血瘀证高血压——活血化瘀

附录 常见的降压中成药

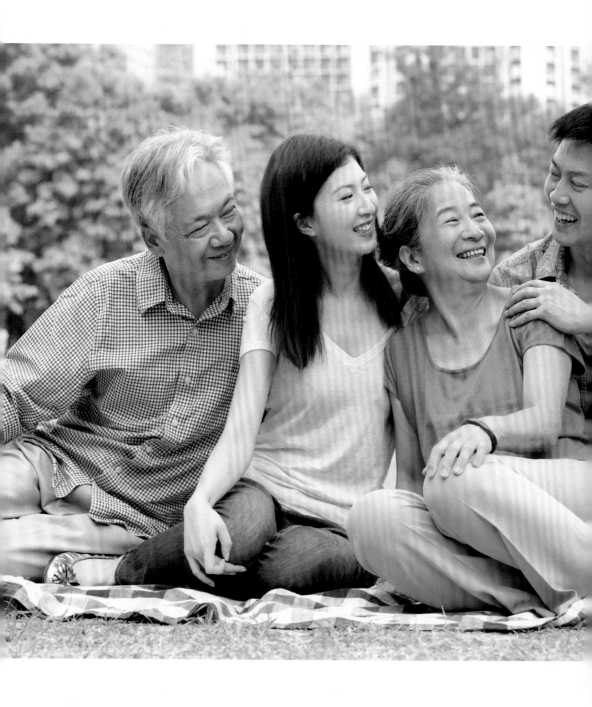

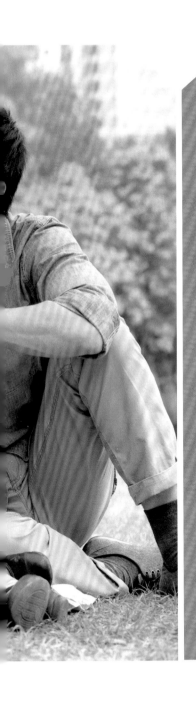

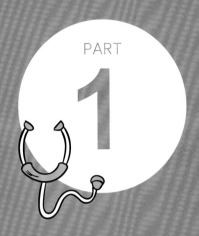

PART

1

解读高血压真相

俗语有云："知己知彼，百战不殆。"这告诉我们，面对敌人，只有充分了解它，才能攻克它、战胜它。随着高血压这个"无声杀手"越来越"猖獗"，认清其真实面目才是开启高血压防治大门的钥匙。拥有这把钥匙，我们才能更好地配合医生，获得更为满意的治疗效果，将高血压赶出自己的身体，击退到无影无踪。

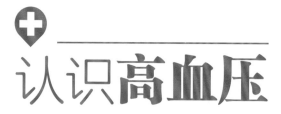

认识高血压

近年来，高血压患者越来越多，也越来越年轻化，高血压正在引发全球性的健康危机。我们大多数人对高血压并不陌生，但是对血压、高血压是如何定义的却并不熟悉。为了预防和及早发现高血压，我们有必要了解一下高血压的相关常识。

血压的形成

血压作为最重要的生命体征之一，在很多人的眼中是非常神秘的。其实，理解血压并没有那么难。举个非常简单的例子，自来水管里的水如果没有外界压力，只能静静躺在水管里一动不动。如果想让它流动起来，就必须对它施加压力，比如借助水泵的力量迫使它流动起来，我们称这种压力为水压。心脏、血管以及淋巴系统在人体中起着循环的作用，三者相互连接，形成了人体的"管道系统"。我们的身体里布满了大大小小的血管，这些血管就像一根根自来水管，血液就是这些自来水管里的水。想要里面的血液流通起来，就必须对血液施加压力，这个压力就是我们常说的血压。我们的心脏就是"水泵"，是产生血压的根源。

心脏就像一个日夜不停歇的马达，强有力地搏动着，在一张一缩间产生将血液送往全身的压力，让血液在血管中循环起来。血液循环一方面可以把养分输送到人体的各个组织，另一方面会带走我们体内的代谢废物。因为血管有动脉、静脉和毛细血管之分，所以血压也分为动脉血压、静脉血压以及毛细血管血压。动脉血管中的血液含有大量的氧和营养素，血液循环可以将这些养分输送至人体的各个器官；静脉血管中的血液富含二氧化碳，会通过毛细血管和静脉血管流到肺部，肺部将注入的血液净化后再流回心脏；毛细血管的直径非常小，但是几乎遍布全身各处，彼此连接成网，沟通着动脉和静脉。动脉、毛细血管和静脉都与血压有着密切的关系，它们中都有血压存在，其中，动脉血压是最重要的。我们通常所说的血压就是指动脉血压。

在医学上，血压、脉搏、体温、每分钟呼吸次数被认为是评价动物生命活动的四项重要生理指标。正常的血压是血液循环流动的前提,是所有组织器官生命活动的基础,所以血压应该在一个正常的范围内波动。血压如果过低,就不能正常为各项生理活动提供营养;血压如果过高,会给身体的健康带来非常严重的影响,甚至会引起一系列疾病;血压消失,则是死亡的前兆。

高血压如何定义

上面我们说到,每个人都必须依靠血压来带动血液的有效循环,从而将营养输送至全身的各个部位,但是血压过高会对动脉血管壁造成损害。如果这种损害长期存在,就会增加心脑血管病、脑卒中、视网膜出血、肾功能衰竭等疾病发生的危险性。

高血压与心脏病、糖尿病等疾病不同,它既是血压升高的一种症状,又是一种慢性疾病,更是上述严重疾病的一大病因。对人体器官造成严重损害之前,高血压大多不会引起不适的感觉。有时血压升高,会出现头痛、眩晕、心跳过速、面色潮红等症状。

在我国,高血压的诊断标准为:

成年人在未使用降压药物的状态下,舒张压≥90毫米汞柱或者收缩压≥140毫米汞柱。

人的血压时刻在变化,同一个人在同一天的血压也会有高低之差,所以必须多次测量非同一天的血压,且至少连续两次测得的舒张压≥90毫米汞柱或者收缩压≥140毫米汞柱,才能诊断为高血压。这是为了避免将某些生理性的血压波动误判为高血压。

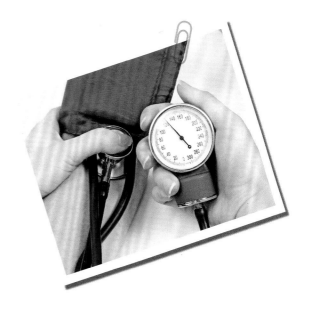

市面上测量血压的工具种类繁多,有水银柱式血压表、电子血压计、动态血压检测仪等,但是目前我们仍然将水银柱式血压计作为最可靠、最规范的测量工具。

什么是收缩压和舒张压

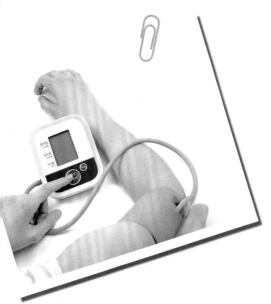

在测量血压时，我们经常会看到或被告知两个数值，许多人就纳闷了：我的血压为什么有两个数值，难道一直处于波动状态吗？其实，这两个数值分别代表着我们血压的收缩压和舒张压。下面我们就来了解一下什么是收缩压和舒张压。

收缩和舒张指的都是心脏的活动，不管心脏是收缩还是舒张，都会对血管壁产生一定的压力。心脏由左心房、左心室、右心房、右心室4个心腔组成，左右心房之间和左右心室之间均由间隔隔开，故互不相通。心房与心室之间有瓣膜，这些瓣膜使血液只能由心房流入心室，而不能倒流。血液之所以可以在血管中循环流动，为全身的各个器官输送养分，全都要归功于心脏日夜不停地搏动。心脏对血液的输送并不是恒定的，而是一个动态的过程。心脏就好像是一个泵站，是人体各个器官所需血液的动力中心，当心脏收缩的时候就会对动脉血管产生压力并促进血液的流动。所以我们身体的供血状况取决于心脏动力的强弱。

心肌收缩时，心脏里的血液最少，血管里的血液最多，左心室将血液注入大动脉中，继而送往全身。此时心脏处于收缩期，注入的血液使血管充盈扩张，对血管壁产生的压力最大，血压最高，我们称之为收缩压。紧接着心脏舒张，此时心脏里的血液最多，血管里的血液最少。注入大动脉的血液返回到右心房，动脉血管的压力也降低，血液对血管壁的压力最小，血压最低，我们称之为舒张压。现在，大家应该已经了解，我们平时量血压时得到的两个数字，分别代表了我们的血管壁受到的最大压力和最小压力。

正常血压参考值

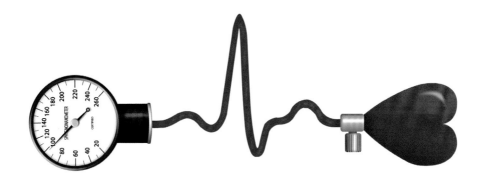

　　高血压是一种具有高发病率、高致残率、高死亡率的慢性疾病。它被称为"无形的杀手"，困扰着现代人的生活，给我们制造了一系列的麻烦，成了危害我们生命的疾病之一。我们的血压会受到多种因素的影响，所以不同的人不能完全用同一标准来衡量。我们应该了解自己的血压，培养自己的防范意识。

　　同一个人在不同的时间段、受不同因素的影响，其血压测量值会有所不同。那么，不同的人受到身高、年龄、精神状态、生活节奏、饮食习惯、居住地环境等因素的影响，其血压水平的高低也不能完全用一个标准来衡量。我们在前面讲过成年人（18岁及以上人群）诊断高血压的建议标准，这一节我们来看一看在我国人群正常血压的参考标准。

　　根据中国高血压联盟2016年发布的《中国高血压防治指南》的高血压定义，中国人群血压正常值分为以下几种情况，凡是血压在90 ~ 139/60-89毫米汞柱者，称为正常血压，其中血压在120/80毫米汞柱者，称为理想血压；130 ~ 139/81 ~ 89毫米汞柱者，称为正常高值。超过140/90毫米汞柱者，称为高血压，其中140 ~ 159/90 ~ 99毫米汞柱者，为1级高血压；

160 ～ 179/100 ～ 109 毫米汞柱者，称为2 级高血压；180/110 毫米汞柱以上者，称为 3 级高血压。低于 90/60 毫米汞柱者，称为低血压。

　　随着年龄的增长，过去曾有一个说法，就是年龄超过 60 岁的老人，年龄每增加 10岁，收缩压可升高 10 毫米汞柱，也算正常血压。但近年修正了这个说法，高血压的定义，不论年龄大小，都以前述的标准为准。只是在治疗上，老年人不要一味强调把血压降得过低，一般收缩压在 150 毫米汞柱左右也是可以的，降得过低，可能导致心、脑血液灌注不足，反而会加重心脑血管疾病的病情。

很多人不知道自己
患上了高血压

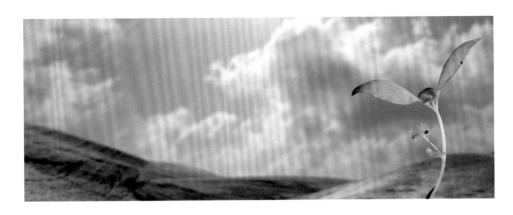

　　血压升高时到底是什么感觉？不同的高血压患者会告诉你不同的答案。通常，高血压初期并没有什么特异性症状，所以高血压的知晓率特别低，这给后续的治疗带来了很大的困扰。了解高血压的初期不适之症，才能在血压升高、病情恶化前及时治疗。

　　高血压如同狙击手一样，很善于隐蔽自己，如果只是轻度的高血压，一般是没有什么症状的，也不会给我们的日常生活和工作带来大的影响，所以很多轻度高血压患者根本不知道自己的血压已经升高了。不少患者在得了高血压之后并没有什么明显的症状，有些患者血压达到180/120毫米汞柱以上也没有任何不适，这种现象称为"无症状性高血压"，只是随着病情的发展才逐渐感觉到身体不舒服。还有一些患者自始至终都没有出现明显的症状，是进行体检或者诊治别的病症时才发现了高血压。血压升高时到底是什么感觉，不同的患者会有不同的描述，所以仅凭症状是很难判断自己是否得了高血压的，但如果出现以下症状，就应该提高警惕。下面我们就一起来看看高血压最常见的症状都有哪些。

头晕

头晕是高血压最常见的症状，有时会伴有头胀、面色潮红、耳鸣等症状。有些是一时性的，常常在突然蹲下或起立时出现；有些是持续性的，走路会有不稳的感觉。虽然不是严重病痛，但是长时间头晕目眩，会严重影响日常生活和工作，导致精神不能集中，妨碍工作进度，情绪也会变得消极低落。

头痛

高血压患者头痛的部位常为后脑勺或太阳穴，多为持续性灼痛、麻木或搏动性胀痛，甚至有头痛欲裂的感觉。常在清晨睡醒时发生，下地活动及吃早饭后，头痛会逐渐减轻，但是进行剧烈运动或者加班工作后，身体和精神感到疲惫，头痛症状会加重。

四肢麻木

高血压患者会有手指、脚趾麻木的症状，感觉有如蚂蚁在皮肤上爬行一样。有的患者会感觉手指不灵活，以及颈部、背部的肌肉紧张、酸痛。通常，经过适当的治疗，这些症状能获得改善，但如果麻痹、疼痛严重，持续时间过长，且常固定出现在某个部位，同时常有四肢无力、抽搐痉挛等症状，那么就应该及时治疗，以预防脑卒中的发生。

烦躁、心悸、失眠

多数高血压患者性情较为急躁，遇事敏感，情绪起伏不定。高血压导致的心脏肥大、心室扩张等都会使心脏功能不正常，出现心悸的症状。失眠的现象也很严重，常出现入睡困难或早醒、做噩梦、睡眠不踏实、易惊醒，这是血压升高导致大脑皮层功能紊乱、神经功能失调造成的。

注意力不集中，记忆力减退

在高血压初期此症状并不明显，但是随着病情的发展会逐渐加重。中度或者重度高血压患者注意力容易分散，很难记住近期发生的事情。血压越高，这种情况就变得越明显。

耳鸣

高血压患者常常感觉耳中有蝉鸣声，或者脑中"嗡嗡"作响。如果耳鸣十分严重，而且持续时间较长，应及时就医，查清病因。

出血

高血压会导致鼻出血、眼底出血、脑出血、结膜出血等症状。如果突然出现大量鼻出血，就必须引起重视。

肾功能异常

血压增高，一方面会损害肾小管功能，使肾的浓缩功能减弱，另一方面会导致肾小动脉硬化。肾功能减退时，可引起夜尿次数多，多尿，尿中含蛋白、管型及红细胞。正常情况下，白天的尿量是夜间的3倍，起夜1~2次属于正常范围，3次以上就应该引起注意了。

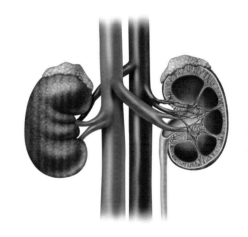

当你的身体莫名其妙地出现上述症状的时候，最好及时测量血压，确认自己是不是得了高血压。很多患者会认为高血压不是严重的疾病，既然没有什么症状，那就放任不管好了。这种想法是非常危险的，高血压是一种慢性病，如果放任不管，必然会对我们的心脏、血管、大脑、肾脏、视网膜造成伤害。假如我们不知道自己的血压偏高，不采取相应的预防措施，那么久而久之就极有可能从轻度高血压发展成为中度甚至是重度高血压。所以，我们一定要重视身体给我们的预警信号，及时去医院就诊，以便早发现早治疗。

高血压会受家族遗传的影响

在医院诊断高血压时，医生常常会询问你："你的父母有没有高血压？"这是因为高血压具有明显的遗传特征。那么是不是有高血压家族史的人就一定会得高血压呢？下面为你揭晓答案。

早在18世纪的时候，就有人观察到脑出血具有家族遗传性，并提出高血压也和遗传基因有一定的关系。之后的两个多世纪里，科学家们证实了高血压的确具有遗传性。

国外的研究数据显示，父母其中一人曾患有高血压，子女会有较高概率患有高血压。如果父母双方都有高血压，那么子女的患病概率则会进一步提高。父母双方均无高血压，子女高血压的发病率一般很低。临床上大部分的高血压患者是可以询问到有高血压家族史的。同一个家族中出现多个高血压患者，不仅仅是因为他们有相同的生活方式，更重要的是遗传基因的作用。父母双方均为高血压患者的情况下，同样的生活环境中，亲生子女的高血压发病率要远远高于领养的孩子。所以在医院诊断高血压时，应该向医生说明自己是否有高血压家族史。

高血压的形成除了受遗传的影响外，还与生活方式密切相关。如果你的父母或者上一辈的直系亲属中有高血压患者，那么你患高血压的概率就会大一些，但并不是说你一定会罹患高血压，血压的升高是遗传因素和外界因素共同作用的结果。即使父母均为高血压患者，你从现在开始养成规律、健康的生活习惯，安排合理的日常饮食，控制体重，降低食盐的摄入量，尽量避免一些容易引起高血压的诱因，就可以有效防止高血压的发生。

助长高血压的生活方式

前文我们说到高血压除了受遗传的影响外，还与自身的生活方式密切相关。其实，不良的生活方式在高血压的诱发因素中占有相当大的比例。下面为大家介绍一些常见的不良生活方式。

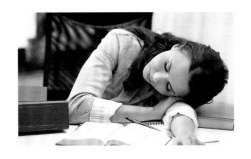

高压

工作和生活压力大的时候，下丘脑会变得兴奋，它通过脑垂体后叶下达命令，分泌加压抗利尿激素和促肾上腺皮质激素，这些激素会导致血管收缩，血压升高。肾上腺素还会导致醛固酮血管紧张素的分泌增多，醛固酮血管紧张素会进一步促进血压的升高。如今生活节奏过快，生活压力过大，很多人都会长期处于精神紧张的状态之下，这在无形中就增加了高血压的发病概率。

肥胖

肥胖和高血压发病的相关性，科学界正在进行着大规模且为数众多的流行病学调查。其中大多认为，伴随体重、体重比、皮下脂肪厚度或体脂的增加而血压上升。特别是缺少其他因素影响的年轻人，高血压与肥胖的相关是明确的。

日本曾对一家企业的 3500 名男性职员跟踪调查，发现随着体脂指数（BMI）增大，高血压发现率亦同步上升，因此高血压与肥胖呈正相关关系。

运动不足

经常不运动，身体的气血运行就会变慢，因为它不需要运行那么快就能维持正常的生命活动了，身体的消耗随之减少，肌肉也会松弛无力。加上现代人生活水平提高但饮食健康还很难保障，所以很多朋友会吃得过于油腻，若生活作息也不规律的话，就很容易造成脂肪的沉积，诱发心脑血管疾病，患上高血压。

与之相反，那些经常参加体育锻炼的朋友，他们的心肌纤维会明显增厚，心脏收缩能力会增强，在身体静止的时候脉搏次数会减少而每次心脏跳动输出的血量会增加。这一系列的身体变化都是良性的，说明身体的血液流动畅通，自然也就大大降低了高血压发生的风险。

喝酒抽烟

烟叶中含有多种有害物质，其中尼古丁、烟焦油、一氧化碳、丙烯醛等对人体的危害非常大。尼古丁会刺激中枢神经和交感神经，使其变得兴奋，导致心率加快，血管收缩，血压升高。同时，还会刺激肾上腺素释放出大量儿茶酚胺，使小动脉收缩，导致血压升高。

长期大量饮酒会导致高血压发病率明显升高，酒精促使血压升高的原因虽然没有十分明确，但目前很多学者认为可能与遗传易感性、血管平滑肌、神经递质、内皮素等通过对钠离子、钙离子转运的改变而起作用有关。

"重口味"

大量的人类流行病学调查及动物实验研究表明，血压的升高与膳食盐摄入量呈正向相关。最典型的是 20 世纪 80 年代中期进行的关于尿钠与血压关系的国际流行病学调查。结果表明，钠盐摄入量低的人群平均血压也低，且随着年龄的增长血压升高幅度也小；而绝大多数钠盐摄入量高

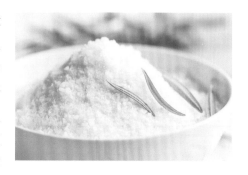

的人群，不仅平均血压高，且随着年龄的增长血压升高幅度较大，基本肯定了盐摄入量与血压呈正相关关系。

中医看病需要辨证

中医看病离不开辨证论治，辨证论治与整体观念并称为中医看病的两大基本特点，是指导中医临床诊疗的基本原则和方法。

同样的症状，不同的患者可能由不同的病因所致，比如，同样是身体不由自主大量出汗，中医就分为自汗和盗汗，自汗是指人体不是因为外因引起的自然出汗，自汗多发生在白天，不因劳动、穿衣厚或炎热而汗自出，或稍微运动则大汗淋漓，其原因多是身体虚弱或患大病之后；盗汗是指夜间睡眠时不自觉出汗，常常发生在头部、胸部、背部，醒后汗止，多是阴虚内热、津液不固、虚阳上亢所致。所以说，中医看病的精髓是辨证施治。

高血压属于血管疾病，在中医属于脉胀病，从高血压所表现出来的症状，如眩晕、头痛、四肢麻木等，再结合患者的精气神，可以进行辨证，通常我们可以将高血压分为气虚证高血压、阴虚证高血压、痰湿证高血压、肝阳上亢证高血压、肝火亢盛证高血压、肾阴虚证高血压、血瘀证高血压。

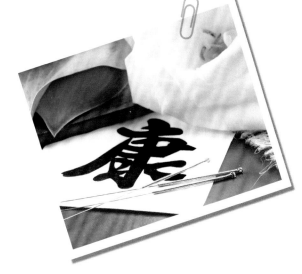

在治疗方面，因为早期高血压一般没有症状，而中医要辨证论治，可根据患者的形体、体质、舌苔舌质以及脉象变化进行辨证，若患者伴有各种症状，辨证更加容易。所以，高血压的判定须先西医诊断，再中医辨证，最后根据不同症型的高血压进行有针对性的控制和治疗。

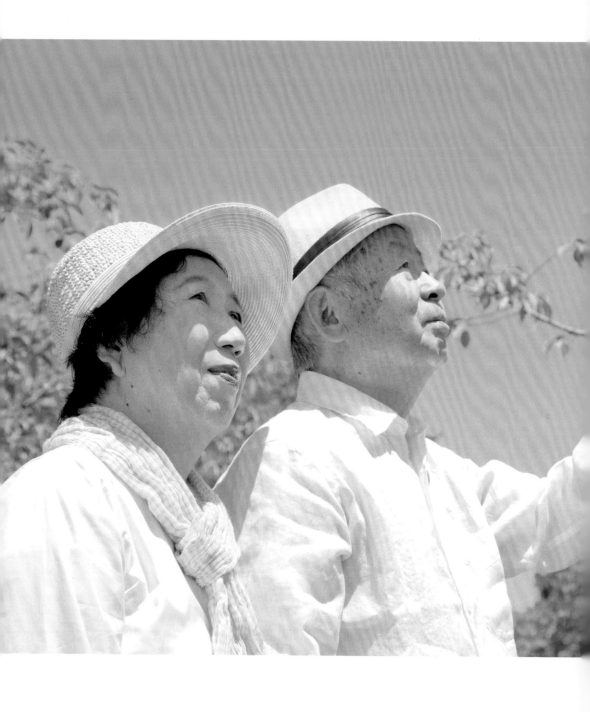

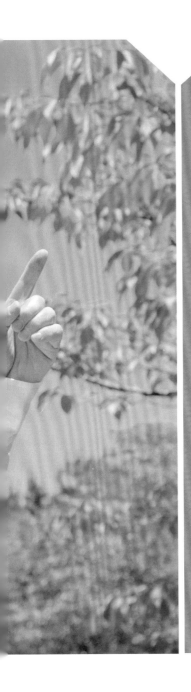

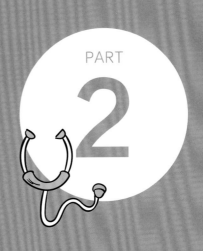

PART

2

气虚证高血压
——益气健脾

气虚证高血压多见于中老年人，一般是人体长期气血虚弱所致，其主要症状有：

◆ 时常感到眩晕，全身疲惫乏力，头痛绵绵不休；

◆ 呼吸气短不爱说话，且动则加重；

◆ 口淡不渴，舌体肥胖，常有齿痕，舌苔薄白，触摸手腕脉搏多为无力感；

◆ 形体消瘦或偏胖，面色苍白，说话时声音比较低微，常自汗出，且动则尤甚；

◆ 血压特点多为收缩压升高，舒张压不高甚至偏低，压差大。

认识气虚证高血压

医案

● 唐先生 男 54 岁

　　唐先生平素一向体健，加之尚有一子未完婚，虽年过半百，仍在建筑队做架子工。3 天前在高空中作业时，他突然感觉头晕、头痛、心慌，下班后在药店处测得血压为 170/100 毫米汞柱。药店给降压西药 10 日量。昨天患者自觉心慌不支，来我院检查，发现其有心脏病且甚重。由于患者的多名亲友病重就诊于我，疗效尚好，他也选择由我来医治。我见其时症状仍以头晕、心慌为主。因深恐不治，他昨夜一宿未睡。其人体瘦、形困，脉细数无力且绝对不齐，舌淡白，血压 180/100 毫米汞柱。

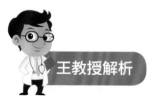

王教授解析

　　唐先生突然病重与其过于劳累和紧张有关。他近来每天上班时间在 12 小时以上，加上心脏病很严重，使得病情加重。患者患病后又很紧张。他的心律是典型的房颤，根据发病过程和临床表现，患者的病就是气虚证高血压。

气虚证小知识

　　气虚所致的高血压，其病因主要在脾、肾二脏。中医认为，脾为后天之本，掌控着人体的气血生化。肾为先天之本，寓元阴元阳之脏。日常生活中，如有忧思劳倦、饮食失节，则易损伤脾胃，或先天禀赋不足，或年老肾气亏虚而导致脾胃虚弱，则不能运化水谷、化生气血。气虚则清阳不振，清气不升则发为眩晕。气虚推动血脉运行无力，则血行迟滞，甚至淤塞不通，形成高血压。

生活中伤脾的行为习惯

气虚证高血压除了血压高所表现出的常见症状外，还伴有诸多气虚症状。中医认为，脾脏是生气之源，虽然"肺是主气之枢"，但是，五行学说讲道：脾土生肺金，脾是肺之母。因此，脾虚是气虚的根本原因，补脾、健脾是防治气虚证高血压的主要原则。

保护脾脏不是意味着就得吃药，就要在饮食上大补，注意不伤脾就行了。那么，生活中有哪些行为习惯特别伤脾呢？

① 喜欢吃冰冻寒凉、肥甘厚腻之品，这个习惯非常不好，寒凉伤中阳，厚味滞脾气，很容易既伤了脾气，又导致体内痰湿过重。

② 缺乏运动。脾生气血，主肌肉、四肢，关系到能量代谢的全过程。四肢肌肉是能量消耗的大户，长期不运动，四肢肌肉无力松软，使能量代谢缓慢而不畅通，能量消耗明显减少。只有加强运动，才会想吃，肚子不胀、大便畅通、四肢有力、精力充沛，这些都是脾脏功能好、能量代谢畅通的表现。

③ 过度思虑。"思则气结，过思伤脾"，过度思虑令脾气停滞，气血不足。这就是为什么长期高强度用脑的脑力劳动者会食欲不振、消化不良、面色萎黄、失眠健忘的原因。

④ 经常不开心。现代生活中很多人工作、生活不开心后，一边吃饭一边抱怨，这是很伤脾脏的。

古籍说

高血压是西医学病名，中医里面没有这个名称，但中医古籍中对高血压产生的症状，如眩晕、头痛、肝风等，有很多的描述。其中高血压患者经常出现的眩晕症状，很多古籍中都有记载。

《黄帝内经》记载："年四十而阴气自半也""上气不足，脑为之不满，耳为之鸣，头为之苦倾，目为之眩"。认为随着年龄的增长，机体各脏器逐渐出现虚损而呈现气虚征象，从而发为眩晕。《丹溪心法》记载："淫欲过度，肾家不能纳气归元，使诸气逆奔于上，此气虚眩晕也。"由此可见，无虚不能作眩，高血压的出现与气虚有着莫大的关联。

气虚证高血压的
饮食调理

气虚证高血压患者的饮食原则以益气补虚、补脾健脾为主，宜吃性平偏温的、具有补益作用的食物。

水果类
水果类有大枣、葡萄干、苹果、桂圆、橙子等。

蔬菜类
蔬菜类有白扁豆、红薯、淮山、莲子、白果、芡实、南瓜、胡萝卜、香菇等。

肉食类
肉食类有鸡肉、猪肚、牛肉、羊肉、鹌鹑等。

水产类
水产类有淡水鱼、泥鳅、黄鳝等。

调味类
调味类有麦芽糖、蜂蜜、胡椒等。

谷物类
谷物类有糯米、小米、黄豆制品等。

列举了这么多食物，下面告诉大家怎么加工怎么吃。一般来说，可以按照自己的饮食习惯进行烹饪，只要不太"重口味"就行。当然如果条件允许，最好是用焖、蒸、炖、煮、熬、煲等方法，避免油炸、爆炒等严重破坏营养、容易导致上火的烹调方法。

大家在进行饮食调理的时候一定要缓缓进补，不能"峻补""蛮补""呆补"。峻补是指用大剂量的、药效较猛的补益方药进补，比如独参汤。蛮补是指不分寒热虚实乱补，只要是保健品、补品，买来就吃。呆补是指虽然进补是对证的，但完全没有考虑脾胃是否能够承受，其结果很容易导致脾胃呆滞，肚子发胀，食欲减退。

因此，气虚证高血压患者在进行饮食调理之前，最好找这方面的中医专家咨询，找到最适合自己的调理之路，这样才能达到事半功倍的效果。

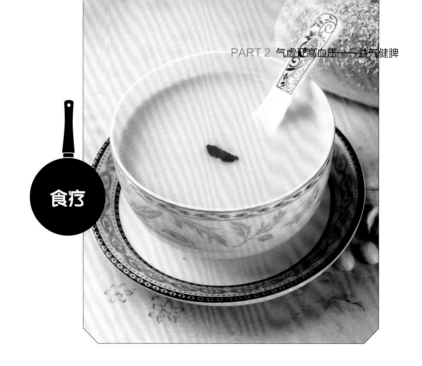

食疗

淮山莲香豆浆

材料： 鲜淮山 120 克，水发莲子 45 克，水发黄豆 100 克。

做法：
① 洗净的莲子切碎，去皮洗净的鲜淮山切丁。
② 备好豆浆机，倒入切好的淮山和莲子。
③ 放入已浸泡 8 小时的黄豆，注入适量清水。
④ 盖上豆浆机机头，选择"五谷"程序，再选择"开始"键，待其运转约 15 分钟，断电后取出机头，倒出煮好的豆浆，装入碗中即可食用。

功效　补中益气，健脾养胃，改善乏力、气短、神疲等气虚症状。

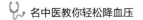

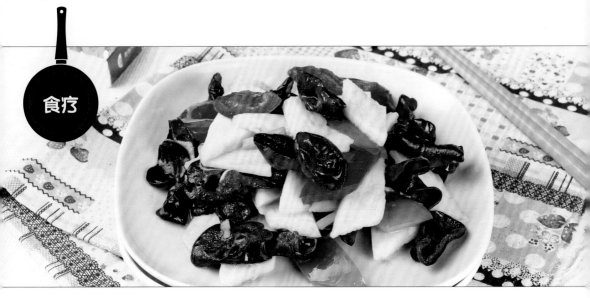

食疗

木耳淮山

材料： 水发木耳80克，去皮鲜淮山200克，圆椒40克，彩椒40克，葱段、姜片各少许。

调料： 盐2克，鸡粉2克，蚝油3克，食用油适量。

做法：
① 洗净的圆椒切开，去籽，切块；洗净的彩椒切开，去籽，切片；洗净去皮的鲜淮山切厚片。

② 锅中注入清水烧开，倒入淮山片、泡发好的木耳、圆椒块、彩椒片。

③ 拌匀，汆煮片刻至断生，将食材捞出，沥干水分。

④ 油爆姜片、葱段，放入蚝油，再放入汆煮好的食材，加盐、鸡粉，翻炒片刻至入味即可。

功效 健脾养胃，增气力，降血脂，改善血液黏稠度。

淮山鸡肉煲汤

材料： 鸡块 165 克，鲜淮山 100 克，川芎、当归、枸杞子各少许。
调料： 盐、鸡粉各 2 克。

做法：
① 将洗净去皮的鲜淮山切滚刀块。
② 锅中注入清水烧开，放入洗净的鸡块，搅散，汆去血水，捞出沥干，待用。
③ 砂锅中注入清水烧开，放入鸡块，倒入洗净的川芎、当归，倒入淮山块搅匀，撒上枸杞子。
④ 烧开后转小火煲约 45 分钟，至食材熟透，加盐、鸡粉，搅匀，续煮一小会儿即可。

功效 健脾益气，养血活血，补肾养肝，可改善气短乏力、心悸心慌、肢体麻木，调节血压。

食疗

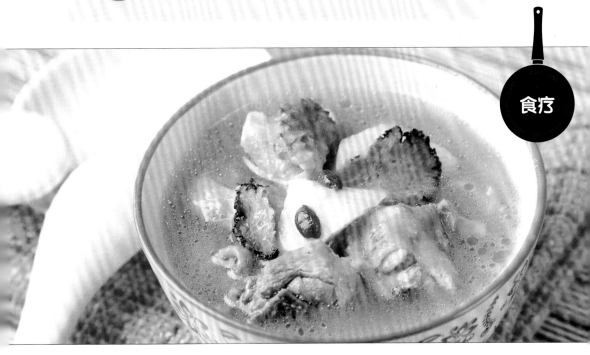

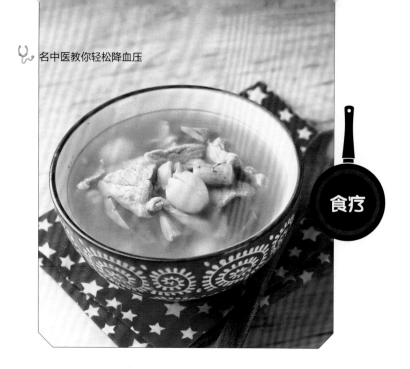

食疗

猪瘦肉莲子汤

材料：猪猪瘦肉 200 克，莲子 40 克，胡萝卜 50 克，党参 15 克。

调料：盐 2 克，鸡粉 2 克，胡椒粉少许。

做法：
① 洗好的胡萝卜切成小块；洗净的猪猪瘦肉切片，备用。

② 砂锅中注入适量清水，加入备好的莲子、党参、胡萝卜。

③ 放入猪瘦肉，拌匀，用小火煮 30 分钟。

④ 放入少许盐、鸡粉、胡椒粉，拌匀，至食材入味即可。

功效 健脾益气，养心安神，可改善气虚所致的气短乏力、心悸心慌、视物不清等症状。

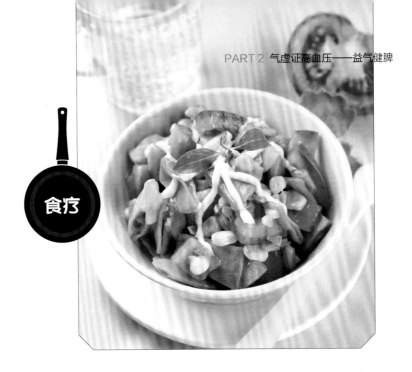

扁豆西红柿沙拉

材料: 扁豆 150 克,西红柿 70 克,玉米粒 50 克。

调料: 白醋 5 毫升,橄榄油 9 毫升,白胡椒粉 2 克,盐少许。

做法:

① 洗净的扁豆切成块;洗净的西红柿切开,去蒂,再切成小块。

② 锅中注入清水烧开,倒入扁豆煮至断生,将扁豆捞出,放入凉开水中过凉,捞出沥干。

③ 把玉米倒入开水中,煮至断生,捞出,放入凉开水中过凉,捞出沥干。

④ 将放凉后的食材装入碗中,倒入西红柿,加入盐、白胡椒粉、橄榄油、白醋,搅匀调味,装入盘中,挤上沙拉酱即可。

功效　健脾祛湿,可改善脾虚湿重引起的神疲乏力、食欲不振、腹胀便溏等症状。

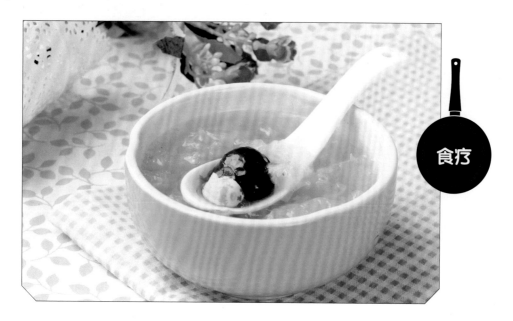

食疗

银耳红枣莲子糖水

材料：银耳 15 克，红枣 3 枚，莲子 10 克。

调料：冰糖适量。

做法： ① 莲子、银耳、红枣分别泡发好。

② 将银耳切去根部，再切成小朵。

③ 锅中注入适量清水，倒入银耳，再将莲子、红枣倒入，搅匀，大火煮开后转小火煮 40 分钟。

④ 加入冰糖，搅匀调味，继续煮 10 分钟即可。

功效 益气滋阴，养心安神，可改善心脾两虚、气血不足引起的乏力心悸、失眠多梦、心烦意躁、口干便秘等症状。

气虚证高血压有哪些
生活注意事项

忌多思虑

气虚证高血压患者在生活中应避免过度思虑。常见的过度思虑情况有两种：

① 工作所需，必须殚精竭虑、深入思考，比如 IT 行业的程序员、作家、编辑、专业科研人员等。如果你是这类人群中的一分子，又患有气虚证高血压，该如何避免因思虑造成病情恶化呢？最好的方法就是运动起来，越是思虑越要运动；唱歌也是不错的选择，因为能够增加肺活量，改善慢性缺氧。

② 遇事总爱钻牛角尖。这种情况比较麻烦，因为主要是性格和心态问题。最好的改善方法是学会转移注意力，培养兴趣爱好、多交朋友、做义工等。

谨防风寒，不要过劳

居所要避免虚邪贼风，通风纳凉时门窗要敞开，避风保暖时就要关闭严实，休息睡眠时更要避开穿堂风、直吹风。

气虚证高血压患者一个典型的症状是容易疲劳、不堪负重，不太能经得起过于沉重的生活负担和生存压力。因此要注意劳逸结合，避免过于劳累。

夏季要避暑

夏季天气炎热，气虚证高血压患者应避暑，防止阳光暴晒，出汗后更应及时补充水和盐分，以防气虚肌表不固，大汗淋漓后耗气伤津。此外，夏季亦不能过于贪凉，少吹空调，忌吃寒凉之品，防止损伤脾胃。

适合气虚证高血压患者的**运动**

由于气虚证高血压患者有明显的体力和精力不足的表现，而大量的运动多会耗气伤阴，加重病情，因此气虚证高血压患者选择运动调养时应以轻量的运动为主。下面介绍一些适合气虚证高血压患者的运动疗法。

1 屈肘上举

端坐，两腿自然分开，双手屈肘时侧举，以两胁部感觉有所牵动为度，随即复原，连续做 10 次为一组，每日可做 5 组。

2 抛空

端坐，左臂自然屈肘，置于腿上，右臂屈肘，掌心向上，做抛物动作 3~5 次，然后，右臂放于腿上，左手做抛物动作，与右手动作相同，每日可做 5 遍。

3 "吹"字功

直立，双脚并拢，手指交叉上举过头，然后弯腰，双手触地，继而下蹲，双手抱膝，心中默念"吹"字音，可连续做 10 次，每日做 5 次。

4 左右拉弓法

端坐、闭口，以鼻呼吸。先左手向左用力拉开，右肘弯曲，同时向右用力，如做开弓势，然后再向反方向开弓，如此反复 14 遍，每日可做 5 次。

5 拍手补气降压法

十指分开，手掌对手掌，手指对手指，均匀拍击，切记拇指与其他四指分开，以免拍手过度造成瘀血。开始可以轻拍，以后逐渐加重。力度以自己的双手能承受为度，但不能太轻，否则起不到刺激手掌穴位和反射区的作用。每组 3 分钟，每天 5 组。

气虚证高血压的艾灸疗法

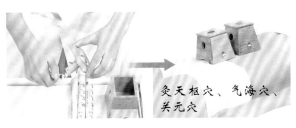

灸天枢穴、气海穴、关元穴

1 取一段艾条约5厘米，固定于艾灸盒顶盖上，点燃艾条一端，放于艾灸盒内。将燃着的艾灸盒一个放于天枢穴、气海穴上，另一个放于关元穴上，一同灸10~15分钟。

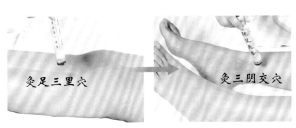

灸足三里穴　灸三阴交穴

2 将艾条一端点燃，找到足三里穴、三阴交穴，用悬灸法灸10~15分钟。

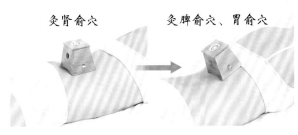

灸肾俞穴　灸脾俞穴、胃俞穴

3 取一段艾条，固定于艾灸盒顶盖上，点燃艾条一端，放于艾灸盒内。取两个艾灸盒，一个放于肾俞穴，另一个放于脾俞穴、胃俞穴，一同灸10~15分钟。

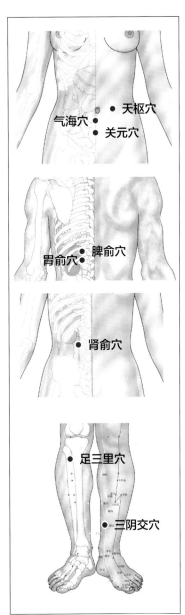

气海穴　天枢穴
关元穴
胃俞穴　脾俞穴
肾俞穴
足三里穴
三阴交穴

气虚证高血压的**按摩疗法**

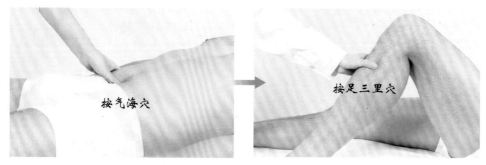

按气海穴

按足三里穴

1 用拇指指腹垂直点按气海穴，并向两侧拨动，力度略重，按揉 1~3 分钟。

2 用拇指指尖垂直掐按足三里穴，力度稍重，有酸胀感，左右各掐按 1~3 分钟。

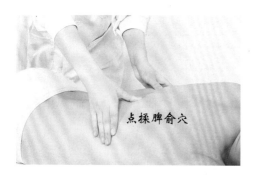

点揉脾俞穴

3 将拇指指腹放在脾俞穴上，适当点揉 1 分钟，以感到酸胀为佳。

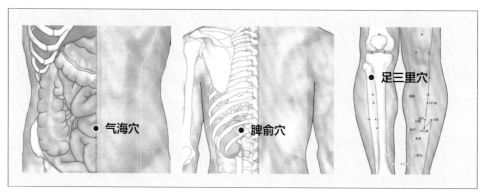

气海穴   脾俞穴   足三里穴

气虚证高血压的**足浴疗法**

配方 白术60克，黄芪60克，桂枝20克，鸡血藤20克，当归30克，丹参30克，甘草10克。

用法 将上述药物加3000毫升水，武火煮沸后再转文火煎半小时，滤除药渣，将药液倒入盆中，待温度38～42℃时，放入双足浸泡20分钟。最佳浴足时间：晚上睡前。

功效 益气活血，养心安神。

配方 党参50克，黄芪50克，神曲30克。

用法 上述药物加清水适量，煎煮30分钟，取汁弃渣，与2000毫升热水一起倒入泡脚桶中，先熏蒸双足，待水温38～42℃时再放入双足，足浴30分钟。最佳浴足时间：晚上睡前。

功效 益气，消食，降压。

配方 黄精15克，黄芪15克，白术15克，茯苓15克，陈皮10克，炙甘草5克。

用法 以上药物加2000毫升水，煮沸至剩约1500毫升，倒入盆中，先熏蒸双足，待水温38～42℃时再放入双足浸泡30分钟。最佳浴足时间：晚上睡前。

功效 健脾益气，行气化痰。

气虚证高血压的
降压中药

黄芪

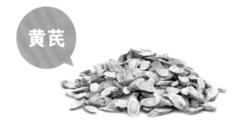

　　黄芪是一味十分有效的补中益气中药，具有补气固表、排脓敛疮、生肌的功效。其常用于慢性衰弱，尤其是中气虚弱的病人，对气虚证高血压患者有很好的防治作用。

太子参

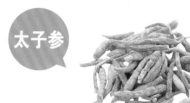

　　太子参能补脾肺之气，兼能养阴生津，其性略偏寒凉，属补气药中的清补之品。其宜用于热病之后，气阴两亏、倦怠自汗、口干少津等症，非常适合气虚证高血压和阴虚证高血压患者食用。

西洋参

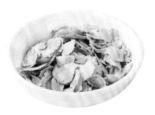

　　西洋参具有补气养阴、清热生津的功效，适合气虚证高血压患者食用。民间有高血压患者将西洋参、丹参、田七按1:1:1打粉内服，以此改善高血压引起的动脉硬化症状，实践证明效果明显。

灵芝

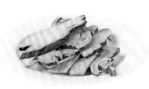

　　中医认为，灵芝具有补气安神、止咳平喘的功效，可用于心神不宁、咳嗽痰多、气虚证高血压以及虚劳症。现代研究发现，灵芝多种制剂都具有镇静、抗惊厥、降压保肝等作用。

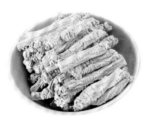

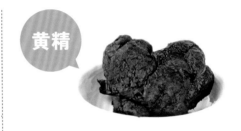

党参的补气作用能与人参媲美，常被用于气虚不足、倦怠乏力等症。其对气虚证高血压患者所表现出的乏力、疲倦、纳差等气虚症状也有很好的改善作用。医学动物实验证实，党参对动物有短暂的降压作用，适合气虚证高血压患者进行食疗调理。

黄精能补益脾气，又养脾阴，可用于治疗脾脏气阴两虚导致的面色萎黄、困倦乏力、口干食少、大便干燥，本品能气阴双补，适合气虚证高血压和阴虚证高血压患者食用。现代药理研究证实，黄精有增加冠状动脉流量及降压作用，并能降血脂及减轻冠状动脉粥样硬化程度。

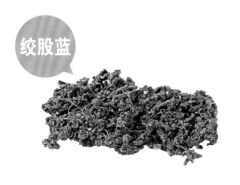

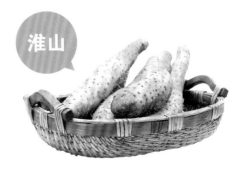

绞股蓝在民间被称为神奇的"不老长寿药草"，具有诸多保健价值。中医认为，绞股蓝具有益气健脾、化痰止咳、清热解毒的功效，主治高脂血症、高血压症、病毒性肝炎等。如今，医学家们已经将绞股蓝的提取物大量用于降血压、动脉硬化疾病的临床治疗。

淮山具有补脾养胃、生津益肺、补肾涩精、止泻化痰的功效，可用于改善脾虚食少、久泻不止、肺虚喘咳等各种气虚症状。此外，有研究发现，淮山所含的黏液质、淀粉酶等营养成分有益气补脾、降压补肾的作用，适合气虚证高血压患者食用。

气虚证高血压的
中草药茶饮

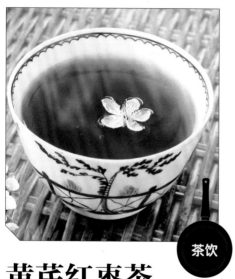

茶饮

黄芪红枣茶

材料： 黄芪 15 克，红枣 25 克。

做法： ① 砂锅中注入适量清水烧开，
放入备好的红枣、黄芪。

② 盖上盖，用小火煮 20 分钟
至其析出有效成分。

③ 关火后把煮好的药茶盛出，
装入碗中，静置一会儿，待
稍微放凉后即可饮用。

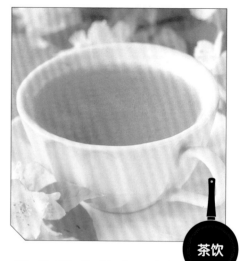

茶饮

黄芪党参枸杞子茶

材料： 黄芪 15 克，党参 15 克，枸杞
子 8 克。

做法： ① 砂锅中注入适量清水烧开，
放入洗好的黄芪、党参。

② 盖上盖，用小火煮约 20 分
钟，至其析出有效成分。

③ 揭盖，放入洗好的枸杞子，
拌匀，再煮约 2 分钟，至
其有效成分完全析出即可。

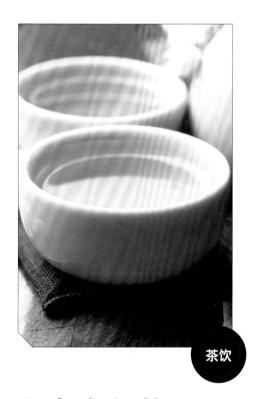

茶饮

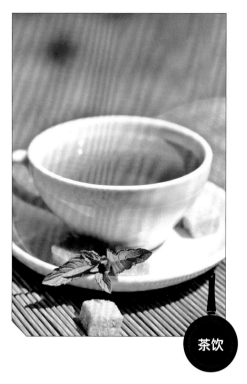

茶饮

人参麦冬茶

材料： 人参 10 克，麦冬 20 克。

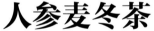

做法： ① 备好的人参切片，待用。

② 蒸汽萃取壶接通电源，往
内胆中注入清水至水位线，
放上漏斗，倒入人参片、
麦冬。

③ 扣紧壶盖，按下"开关"键，
选择"萃取"功能。

④ 待机器自行运作 5 分钟，
指示灯跳至"保温"状态，
断电后取出漏斗，将药茶倒
入杯中即可。

党参黄芪蜂蜜茶

材料： 党参 10 克，黄芪 10 克，薏仁
30 克，蜂蜜 15 克。

做法： ① 锅中注入适量清水烧开，放
入准备好的药材。

② 盖上盖，用小火煮约 40 分
钟至其析出有效成分。

③ 揭开盖，盛入杯中，向杯中
加入蜂蜜，搅拌均匀即可。

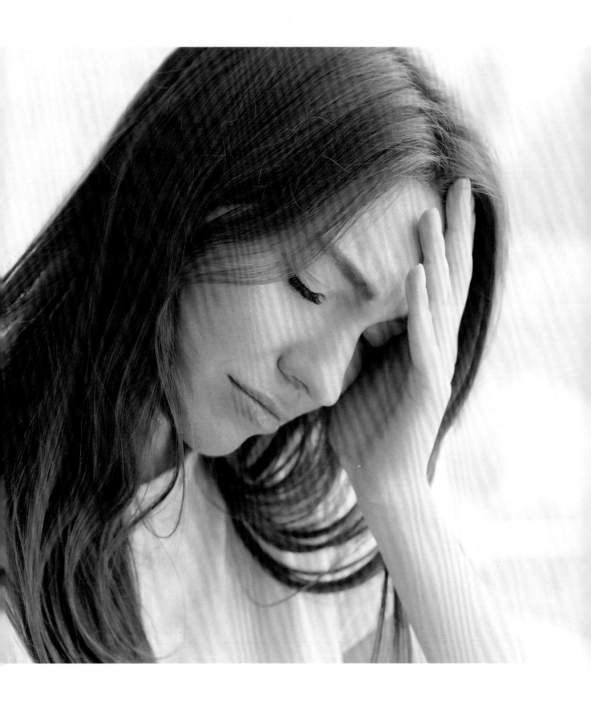

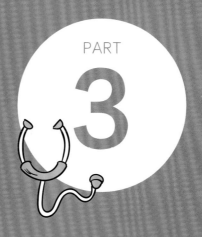

PART

3

阴虚证高血压
——滋阴补津

阴虚证高血压如何自我判断：

◆ 头部胀痛、烦躁易怒、腰膝酸软；

◆ 体形瘦长，容易面颊泛红或发热，皮肤偏干，容易
生皱纹；

◆ 性情急躁，外向好动，活泼，以口燥咽干、手足心
热、大便干燥等虚热表现为主要特征，舌红少苔，脉
细数或弦细；

◆ 耐冬不耐夏，不耐受暑、热、燥邪。

认识阴虚证高血压

医案

● 李先生　男　56岁

　　李先生患高血压6年，平素收缩血压一般在150~160毫米汞柱，舒张压在90~100毫米汞柱，伴有口干、心烦、失眠多梦，有时自觉手足心热、盗汗、大便干、舌红、苔少、脉细数，曾用降血压药治疗，效果不明显，经熟人介绍来我处寻求中医药治疗。

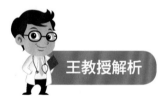

王教授解析

　　李先生的病，诊断为高血压是明确的，但从他的口干、心烦、手足心热、盗汗、舌红、少苔、脉细数看，应属于中医的阴虚证，阴虚指津液不足或津液亏损，所以，患者会表现出干燥或者虚火的症状。

阴虚证小知识

　　阴虚证高血压，病因主要在肝肾二脏，劳思过度，精血暗耗，或纵欲过度，精气亏虚，都可伤及肾阴。肝肾同源，肾阴亏损，肝火乃旺，本就会出现心烦、口干、失眠、多梦、血压升高等。

生活中伤阴的行为习惯

① 劳思伤血。如果一个人平时思虑过度，长期持续得不到缓解，就会耗伤心血，心血不足，不能养神，就会心烦心悸、失眠多梦。

② 情志所伤。若遇生活、工作中各种不愉快的事，得不到排解，就会陷入忧思不解、气机郁滞、肝郁化火，伤及肝阴，引起口干口苦、心烦急躁等症。

③ 纵欲过度。性生活过于频繁，就会耗伤肾精，精血不足，身体不能得到充分滋养，就会引起各种阴虚证，如手足心热、盗汗、多梦、腰酸等症。

④ 长期熬夜。古人日出而作，日落而息，晚上是休息的时间，也是补充精气、恢复体力的时候，若长期熬夜，就会耗伤精血，引起阴虚证。

古籍说

中医理论认为，阴阳平衡则身体健康，一旦阴阳平衡被打破，造成阴阳失调，则会产生疾病。《黄帝内经》认为，"阴虚则内热"，为什么会生内热？《黄帝内经》解释为："有所劳倦，形气衰少，谷气不盛，上焦不行，下脘不通，胃气热，热气熏胸中，故内热。"说明劳倦过度，耗伤阴血，会阴血不足，阴不制阳，则生内热，出现口干、烦躁、失眠、多梦、大便干结等症状。治疗宜滋养阴液，兼以降火，可使阴液充盈，阴阳平衡，内热自消。

阴虚证高血压
应该怎么吃

　　阴虚证高血压患者的饮食应以清补类甘凉滋润、生津养阴的食物为主。如蜂蜜、甘蔗、雪梨、荸荠、豆腐、乳制品、鱼类等清淡食物，还可多食用沙参粥、麦冬粥、百合粥、淮山粥等粥品。对于辛辣燥烈之品，如葱、姜、蒜、韭菜、香菜、辣椒等要少吃。此外，烹饪方式宜选择焖、蒸、炖、煮，保持食材的原汁原味，少放调料，不适宜煎、炸、烧、烤食物。下面向大家推荐几种适合阴虚证高血压患者经常食用的食材。

海参

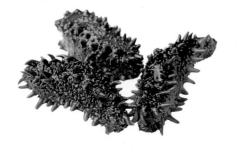

干贝

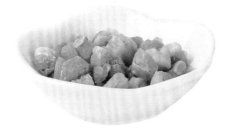

　　海参具有滋阴、补血、益精、润燥的作用，是一种高蛋白低脂肪的药食两用之品，既有很好的补益身体作用，又能滋阴，改善阴虚之症，是阴虚证高血压患者的绝佳食疗选择。

　　干贝又称江珧柱、马甲柱，是一种海鲜食品，具有滋阴补肾的作用。干贝肉质细嫩，味道鲜美，属高蛋白食品，因此，阴虚证高血压患者宜常用干贝炖汤，能有效改善阴虚之症。

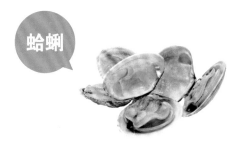

蛤蜊

　　蛤蜊性寒、味咸，具有滋阴、化痰、软坚的功效。凡是由阴虚所致的高血压、糖尿病以及肿瘤病等患者，宜经常食之，建议挑选鲜嫩蛤蜊配以适量粉丝进行清炖，其滋阴效果更佳。

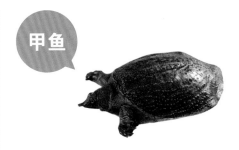

甲鱼

　　甲鱼性平、味甘，有滋阴凉血的作用，为清补佳品，阴虚者食之最宜。此外，甲鱼对阴虚证高血压患者出现的血热、火旺、虚劳骨蒸具有很好的改善作用。

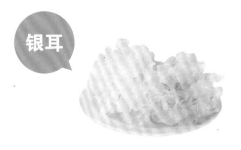

银耳

　　银耳性平、味甘淡，有滋阴养胃、生津润燥的功效，为民间最常用的清补食品，尤其是对肺阴虚和胃阴虚者最为适宜，适合阴虚证高血压患者食用。

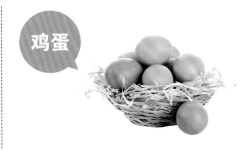

鸡蛋

　　鸡蛋性平、味甘，无论是鸡蛋白还是鸡蛋黄，均有滋阴润燥的作用。经常食用鸡蛋能修复受损的细胞组织，改善高血压患者出现的体循环异常。

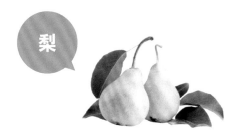

梨

　　梨有生津、润燥、清热的功效，对肺阴虚或热病后阴伤者最为适宜，是阴虚证高血压患者的理想食材。

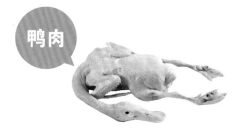

鸭肉

　　鸭肉性平、味甘咸，能滋阴养胃，是最理想的清补之品，阴虚证高血压患者宜食之。

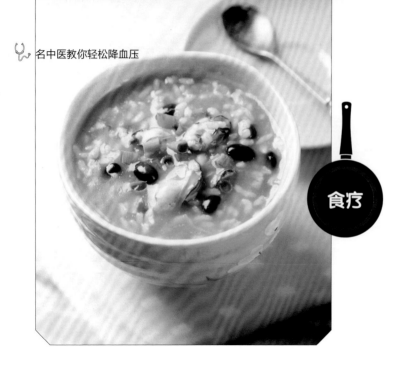

黑豆生蚝粥

材料： 水发黑豆 80 克，生蚝 150 克，水发大米 200 克，姜丝、葱花各少许。

调料： 盐 2 克，芝麻油适量。

做法：
① 锅中注水烧开，倒入洗好的生蚝，略煮一会儿，捞出。
② 砂锅中注入清水，放入洗好的黑豆，用大火煮开后转小火煮 20 分钟。
③ 倒入洗好的大米，拌匀，煮至大米熟软，放入生蚝、姜丝，拌匀，续煮 20 分钟至食材熟透。
④ 加盐、芝麻油，拌匀，将煮好的粥盛入碗中，撒上葱花即可。

功效
益气养胃，滋阴润燥。可改善各种阴虚证或气阴两虚证引起的口干、乏力、疲倦、纳差、心悸不安等症状。

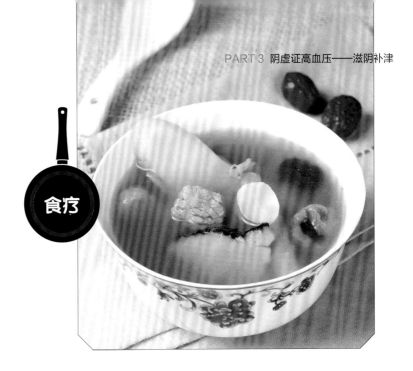

干贝茯神麦冬煲猪瘦肉

材料： 猪瘦肉 180 克，玉竹、沙参、麦冬、淮山、茯神、姜片、桂圆肉、红枣、干百合各少许，水发干贝 35 克。

调料： 盐少许。

做法：
① 将洗净的猪瘦肉切丁；锅中注水烧开，倒入猪瘦肉丁，焯去血渍，捞出沥干。

② 砂锅中注水烧热，倒入猪瘦肉丁，放入玉竹、沙参、麦冬、淮山、茯神。

③ 倒入姜片、桂圆肉、红枣和干百合，撒上洗净的干贝，拌匀，炖煮至食材熟透。

④ 加入盐拌匀，改中火略煮，至汤汁入味即可。

功效 滋阴益气，养心安神，可显著改善阴血不足、血不养心引起的口干渴饮、心悸心慌、血压升高、大便干燥、手足心发热等症状。

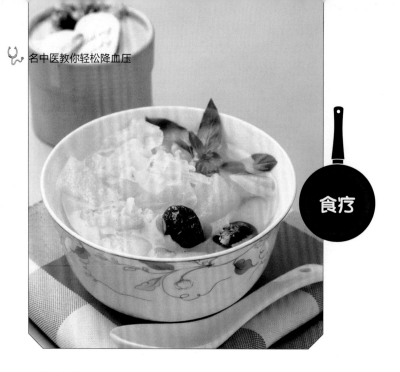

食疗

冰糖梨子炖银耳

材料： 水发银耳 150 克，去皮雪梨半个，红枣 5 枚，冰糖 8 克。

做法： ① 将泡好的银耳根部去除，切小块；洗净的雪梨取果肉切
小块。

② 取出电饭锅，打开盖子，通电后倒入银耳、雪梨、红枣和冰糖，
加入清水至没过食材。

③ 盖上盖子，按下"功能"键，调至"甜品汤"状态，煮 2 小时
至食材熟软入味。

④ 按下"取消"键，打开盖子，搅拌一下即可。

功效 滋阴润燥，养阴生津，可显著改善阴虚证引起的口干舌燥、咽干口渴、
手足心热、大便干燥等症状。

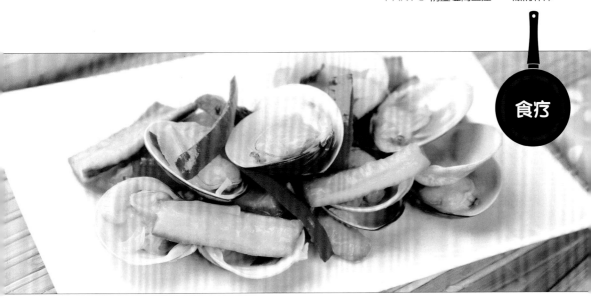

食疗

蛤蜊炒丝瓜

材料： 蛤蜊 200 克，去皮丝瓜 100 克，红椒 40 克，葱段、蒜片各少许。

调料： 盐 1 克，鸡粉 2 克，水淀粉 5 毫升，食用油适量。

做法： ① 洗净去皮的丝瓜切小条；洗净的红椒去籽，切丝，待用。

② 油爆蒜片，倒入洗净的蛤蜊，翻炒数下，注水至刚没过锅底，搅匀，用大火煮约 3 分钟至蛤蜊开口。

③ 倒入丝瓜条，放入红椒丝，翻炒约 1 分钟，倒入葱段，翻炒数下。

④ 加入盐、鸡粉，炒匀，加入水淀粉，炒约 1 分钟至收汁即可。

功效 滋阴养胃，可改善阴虚胃气不和引起的口干、纳差、食欲不振、食后腹胀等症状。

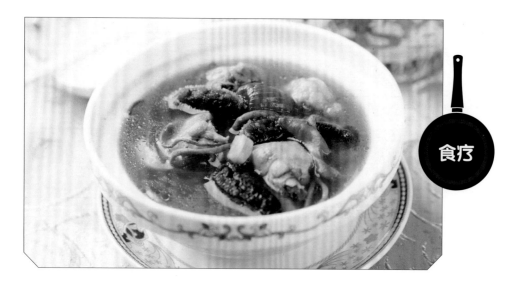

食疗

海参干贝虫草煲鸡肉

材料： 水发海参 50 克，虫草花 40 克，鸡肉块 60 克，高汤适量，蜜枣、干贝、姜片、黄芪、党参各少许。

做法：
① 锅中注水烧开，倒入鸡肉块，氽去血水，捞出沥干。
② 把鸡肉块过一次冷水，清洗干净，备用。
③ 砂锅中倒入适量的高汤烧开，放入洗净切好的海参、虫草花、鸡肉、蜜枣、干贝、姜片、黄芪、党参，搅拌均匀。
④ 烧开后转小火煮 3 小时至食材入味，将煮好的汤料盛入碗中即可。

功效 益气养阴，适用于气阴两虚引起的气短乏力、心悸心慌、口干、不耐疲劳、精力不济、多梦等症状。

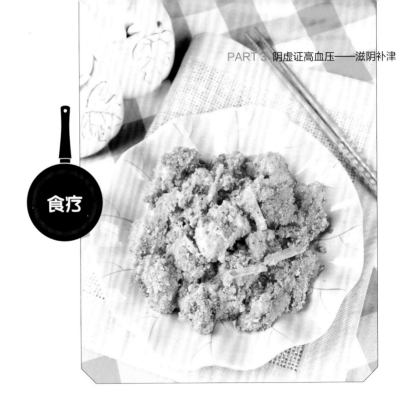

粉蒸鸭块

材料： 鸭块 400 克，蒸肉米粉 60 克，姜蓉、葱段各 5 克，葱花 3 克。

调料： 盐 2 克，生抽、料酒各 8 毫升，食用油适量。

做法： ① 把鸭块装碗中，倒入料酒、姜蓉、葱段，加入生抽、盐、食用油，拌匀，腌渍约 15 分钟。

② 腌渍好的鸭块加入蒸肉米粉，拌匀，再放入蒸盘中，摆好盘。

③ 备好电蒸锅，烧开水后放入蒸盘，蒸约 30 分钟，至食材熟透。

④ 取出蒸盘，趁热撒上葱花即可。

功效 滋阴益气，可改善气阴不足引起的乏力、疲惫、口干、舌干等症状。

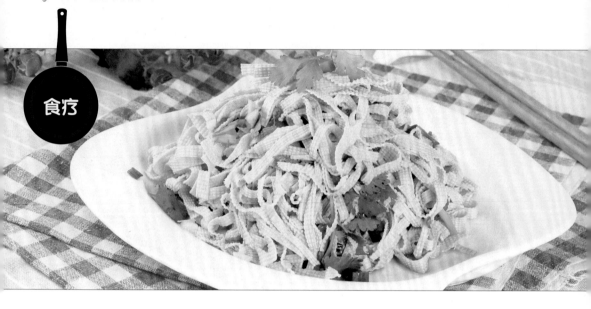

食疗

五香豆腐丝

材料： 豆腐皮 150 克，葱花、蒜末各 30 克，香菜段 20 克。

调料： 盐、鸡粉各 1 克，白糖 2 克，芝麻油 5 毫升，生抽 10 毫升。

做法： ① 洗净的豆腐皮摊开，对半切，重叠，再对半切，再重叠卷起，切成丝。

② 沸水锅中倒入豆腐丝，汆烫 30 秒以去除豆腥味，捞出沥干。

③ 汆烫好的豆腐丝中倒入葱花和蒜末，加入生抽、盐、鸡粉、白糖、芝麻油。

④ 放入洗净的香菜段，将豆腐丝搅拌均匀，再装盘即可。

功效 益气和胃，生津润燥，适用于气阴不足引起的口干便秘、乏力、倦怠、食欲不振等症状。

阴虚证高血压
日常生活那些事

忌争强好胜

阴虚证高血压患者一般都性情急躁，常常感到心烦，还易发怒，这是阴虚火旺、火扰神明的缘故。《黄帝内经》中记载的"恬淡虚无""精神内守"养神之法，阴虚证高血压患者应努力做到这一点。平时加强自我涵养，常读自我修养方面的书籍，养成冷静、沉着的习惯。在生活和工作中，少与人发生争执，避开激怒的情境，以减少烦躁的心情，这样血压才能平稳控制，不受激扰。

忌出汗太多

阴虚证高血压患者不适合夏练三伏，否则大汗淋漓而再伤阴会导致上火。工作环境要尽量避开烈日酷暑，避免汗出太多，要安排好自己的工作，做到有条不紊，这样对阴虚证高血压患者的血压控制非常有帮助，否则经常焦头烂额的工作势必会伤阴耗气，从而导致血压降不下来。

忌起居无常

由于多数阴虚证高血压患者的睡眠质量相对较差，睡眠时间也相对较少，所以提高睡眠质量，保证睡眠时间尤为重要。阴虚证高血压患者尤其要睡好"子午觉"。子时入睡是指晚上11点以前入睡，午时小憩是指上午11点至下午1点之间午睡片刻。

阴虚证高血压患者的
运动指南

中医认为，"静能安神，静能生阴"，因此，阴虚证高血压患者适合做中小强度的锻炼，如可经常打太极拳。阴虚证高血压患者多容易上火、皮肤干燥、心烦意乱。皮肤干燥甚者，可选择游泳，能够滋润皮肤，减少皮肤干燥，但不宜桑拿。阴虚证高血压患者的阳气偏亢，应尽量避免强度大、运动量大的锻炼形式。

下面为大家介绍几种适合阴虚证高血压患者的运动方法。

1 转身摆腿法

端坐，两腿自然下垂，先缓慢左右转动身体 3~5 次。然后，两脚向前摆动 10 余次，可根据个人体力酌情增减。做动作时全身放松，动作要自然、缓和，转动身体时，躯干要保持正直，不宜俯仰。

2 "嘘"字功

"嘘"字功有静心的作用，性格急躁、心烦易怒的阴虚证患者经常练习，可调节情绪。练习时，两脚自然分开站立，采用腹式呼吸，用鼻吸气，用口呼气，吸气时闭上嘴巴，舌头抵住上腭，呼气时瞪眼、收腹、提肛，同时发出"嘘"音，可每天早晚各做 20 次，如果配合一些配套的四肢动作，效果会更好。

3 吞津养生法

舌轻抵上腭（刚好接触上，要放松舌头，不要用力顶），同时口腔、面部肌肉要放松，意守舌下部位，全身放松，闭目、口唇微闭，心神合一，然后使上下牙齿有节奏地互相叩击，叩齿 36 次为佳。待唾液产生较多时，即把津液分三口咽下，在咽下时，最好闭目内视，似乎看到它在下降至脏腑中。

阴虚证高血压的**艾灸疗法**

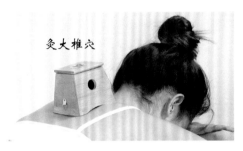

灸大椎穴

1 取一段艾条点燃，放于艾灸盒内，将艾灸盒放于大椎穴，灸 10 ~ 15 分钟。

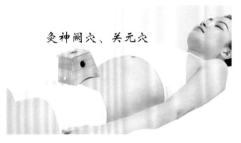

灸神阙穴、关元穴

2 找到神阙穴、关元穴，用一个艾灸盒同时灸两个穴位 10 ~ 15 分钟。

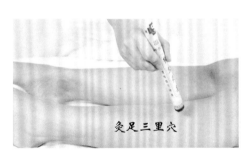

灸足三里穴

3 将艾条一端点燃，找到足三里穴，用艾条以温和灸法灸 10 分钟。

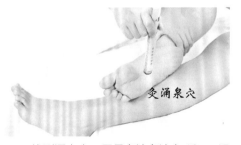

灸涌泉穴

4 找到涌泉穴，用悬灸法灸该穴 10 ~ 15 分钟。

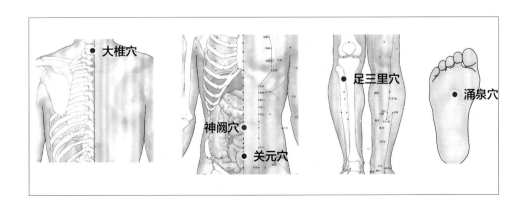

大椎穴

神阙穴

关元穴

足三里穴

涌泉穴

阴虚证高血压的**按摩疗法**

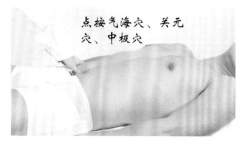

点按气海穴、关元穴、中极穴

1 用手指指腹垂直点按气海穴、关元穴、中极穴，每穴按 1 分钟。

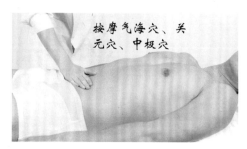

按摩气海穴、关元穴、中极穴

2 用摩法按摩气海穴、关元穴、中极穴，按逆时针方向按摩 5 分钟，腹部有热感即可。

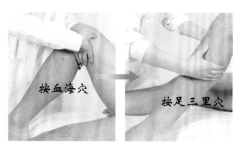

按血海穴

按足三里穴

3 用手指指腹垂直按揉血海穴、足三里穴，以有酸胀、痛感为宜，先左后右，也可两侧同时进行，各按揉 1~3 分钟。

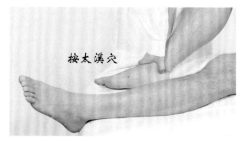

按太溪穴

4 用拇指按揉太溪穴，力量柔和，以感觉酸胀为度，按 1~3 分钟，力量不可过大，以免伤及皮肤。

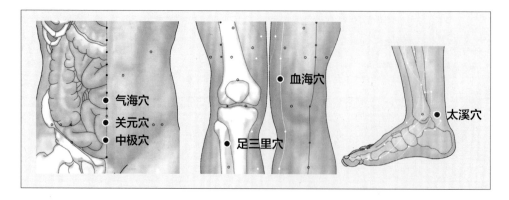

气海穴
关元穴
中极穴

血海穴
足三里穴

太溪穴

阴虚证高血压的**足浴疗法**

配方 莲子心 30 克，浮小麦 20 克，白茅根 30 克，大枣 5 枚。

用法 将上述药物捣碎，用纱布袋装好，加 2000 毫升清水煎煮 10 分钟，药汁倒入足浴桶调好水温，睡前足浴 30 分钟。

功效 滋阴降火，宁心安神。

配方 炙甘草、枸杞子、淮山各 10 克，玄参 20 克，生地黄 30 克，山茱萸 6 克，丹参 20 克。

用法 上述药物加清水浸泡 30 分钟，加水至 1000 毫升，煮 20 分钟取药汁，上午饮服。药渣留待睡前加 2000 毫升水，煮 10 分钟，调好水温足浴 30 分钟。

功效 补气养阴，通脉宁心。

配方 何首乌、熟地各 20 克，山茱萸、枸杞各 25 克，当归 15 克，玄参 20 克。

用法 将上述药物加水 2500 毫升煎煮，等其沸腾后再煮 20 分钟，倒入盆内，温水浸泡双足 30 分钟。

功效 滋阴补血。

阴虚证高血压的
降压中药

玄参

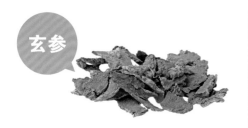

中医认为，玄参具有凉血滋阴、泻火解毒的功效，可用于热病伤阴、烦热口渴、津伤便秘等阴虚证，适合阴虚证高血压患者饮食调理。现代研究发现，玄参煎剂有降血压作用。

莲子心

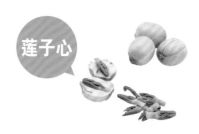

莲子心具有清热泻火、止烦渴、涩肾精、凉血止血等功效，可治疗心烦、口渴、吐血、遗精、目赤等病症，适合常有烦热、口渴症状的阴虚证高血压患者食用。

酸枣仁

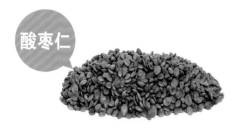

酸枣仁具有宁心安神、敛阴止汗的功效，可用来治疗虚烦不眠、烦渴、虚汗等症状。此外，酸枣仁还有显著的降压作用，可显著扩张微血管管径，适合高血压患者调理。

生地黄

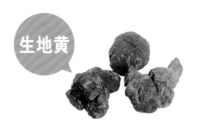

生地黄甘寒质润，既能清热养阴，又能生津止渴，可治疗烦躁失眠、舌绛烦渴、潮热骨蒸、便秘等病症，适合阴虚内热者。临床上常配伍玄参、麦冬等药物，用于治疗阴虚证高血压。

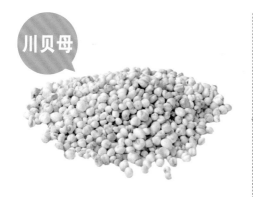

川贝母

川贝母性寒、味微苦，具有清热化痰、润肺止咳、散结消肿的功效，主治虚劳久咳、肺热燥咳、乳痈、高血压、糖尿病等。现代药理研究表明，川贝母中所含的川贝碱、西贝碱均有降压作用，川贝母碱静脉注射，能使被麻醉的猫产生持久性血压下降。

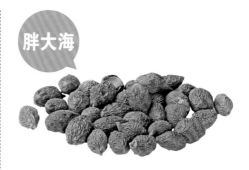

胖大海

胖大海甘寒质轻，可清宣肺气、化痰利咽、润肠通便，多用来治疗肺热声哑、热结便秘、头痛目赤、高血压等。胖大海的降压原理与中枢有关，有报告指出，胖大海仁（去脂干粉）制成 25% 的溶液，给犬、猫静注、肌注或口服均可使血压明显下降。

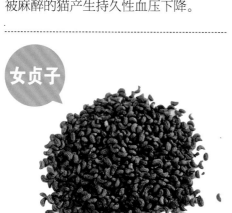

女贞子

女贞子归肝、肾经，能补益肝肾之阴，适用于肝肾阴虚所致的目暗不明、须发早白、眩晕耳鸣、失眠多梦、腰膝酸软、遗精、消渴及阴虚内热之潮热、心烦等症状，适合阴虚证高血压患者食用。

麦冬

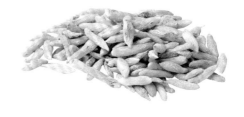

麦冬是常用的滋阴药物，味甘柔润，长于养阴生津、润肺清心，广泛用于舌干口渴、呕逆、大便干结、咯血心烦、失眠多梦、心悸怔忡等症状。生活中常与葛根、沙参等药物配伍煮粥，可有效改善阴虚证高血压。

阴虚证高血压的
中草药茶饮

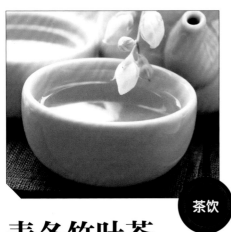

茶饮

麦冬竹叶茶

材料：麦冬 20 克，竹叶 3 克，冰糖 15 克。

做法：① 砂锅中注入适量清水烧开，倒入备好的竹叶、麦冬，搅拌均匀。

② 盖上盖，烧开后改小火煮约 15 分钟。

③ 揭盖，倒入冰糖，搅拌均匀，煮至冰糖溶化。

④ 关火后将煮好的茶水盛入碗中即可。

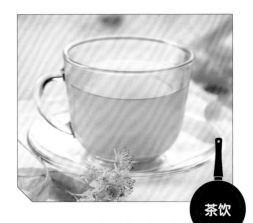

茶饮

玉竹西洋参茶

材料：玉竹 10 克，西洋参 3 克。

做法：① 砂锅中注入适量清水烧开，倒入备好的玉竹。

② 盖上盖，用中火煮约 10 分钟至药材析出有效成分。

③ 揭盖，转小火保温，待用。

④ 取一个茶杯，放入西洋参，再将砂锅中的汤汁倒入杯内，泡一会儿，即可饮用。

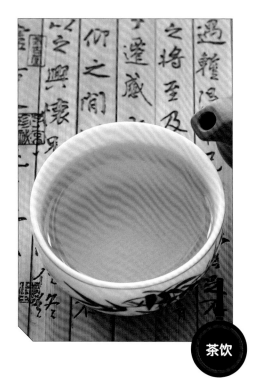

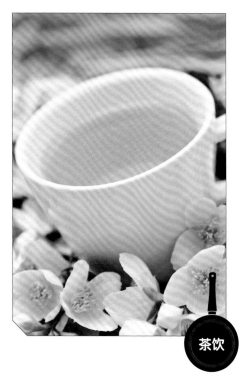

茶饮

茶饮

西洋参桂圆茶

材料： 西洋参片 8 克，桂圆肉 20 克，
酸枣仁 5 克，冰糖 10 克。

做法： ① 砂锅中注入适量清水烧开。
② 倒入洗净的西洋参片、桂
圆肉、酸枣仁，拌匀。
③ 盖上盖，用小火煮 15 分钟，
至其析出有效成分。
④ 揭开盖，放入冰糖，拌匀，
煮至冰糖溶化，把煮好的
药茶盛入碗中即可。

桂圆枸杞子麦冬茶

材料： 桂圆肉 20 克，枸杞子 8 克，
麦冬 8 克，冰糖 20 克。

做法： ① 砂锅中注入适量清水烧开，
放入洗净的桂圆肉、枸杞
子、麦冬。
② 盖上盖，用小火煮约 20 分
钟，至食材熟透。
③ 揭盖，放入备好的冰糖，
搅拌匀，煮至冰糖溶化。
④ 关火后将煮好的药茶盛入
碗中即可。

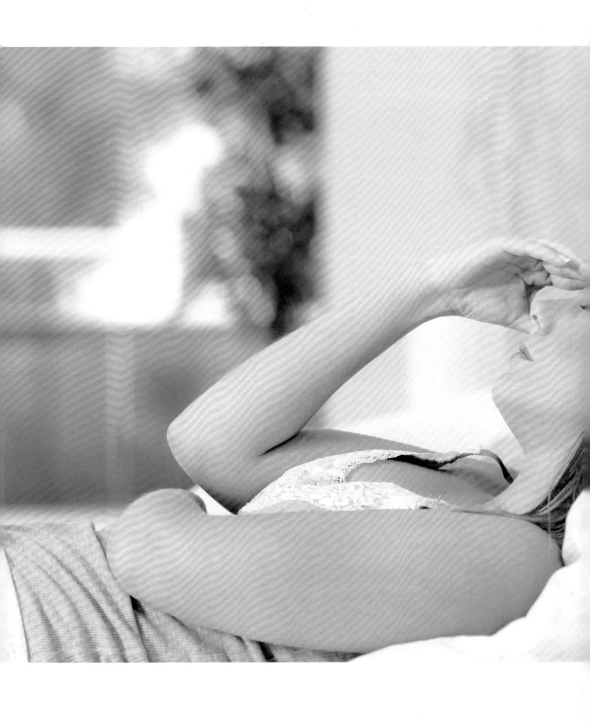

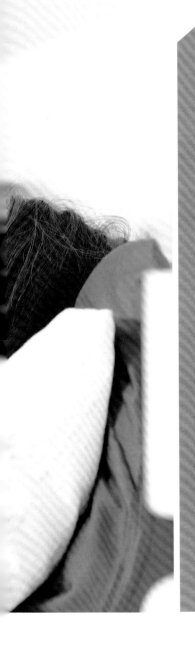

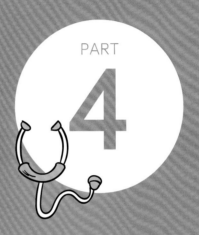

痰湿证高血压
——健脾祛湿

痰湿证高血压如何自我判别：

◆ 以痰湿凝聚、形体肥胖、腹部肥满等痰湿表现为主要外部特征；

◆ 常感觉到头晕目眩、头重如裹（像被湿布裹住的感觉）、四肢麻木沉重、胸闷恶心、不思饮食、困倦嗜睡；

◆ 以面部多油、多汗且黏，胸闷，痰多为主要表现，同时伴有面色暗黄、眼泡水肿、困倦、身重不爽、口黏腻或甜、喜食肥甘甜腻、舌头胖大、舌苔白腻；

◆ 对湿气过重的梅雨季节非常不适应，此时高血压症状往往加重。

认识痰湿证高血压

医案

● 杜先生 男 66 岁

杜先生患高血压 10 余年，首服各种降压药治疗，常常开始有效，后来效果越来越差，伴身重、头重、精力不集中、嗜睡、多梦、乏力、痰多、大便黏滞不畅，诊其舌淡胖、有齿痕、苔白厚腻、脉滑，观其形体肥胖，血压160/105 毫米汞柱，平素喜食肉类，嗜酒（每天约半斤白酒）。结合病史症状，诊断为痰湿型高血压，给予半夏白术天麻汤治疗，三周后症状改善，血压平稳在 135 ~ 140/80 ~ 85 毫米汞柱。

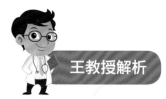

王教授解析

该患者平素喜食肥腻之品，喜饮酒，形体肥胖，血压升高，伴身重、乏力、嗜睡、舌淡胖、有齿痕、苔白腻、脉滑，是典型的痰湿型高血压，用化痰祛湿法可治。

高血压小知识

痰湿型高血压的形成，主要是痰湿内生，流入血脉，阻滞气血在脉内正常运行，引起血液黏稠、血压升高，多见于肥胖、高血脂、脾虚之人。脾主运化水湿，脾虚运化失司，水湿内停，或者感受外湿，引动内湿，湿停体内，聚而生痰，痰湿性质黏稠，易伤人的阳气，阻滞气机，所以痰湿内盛之人多见神疲乏力、头重身重、困倦嗜睡、大便黏滞、食欲不振等症状。

生活中伤脾生湿的行为习惯

① 过食肥甘厚腻。平素过食油腻食物、甜品、寒凉食品、过量饮酒、喜冷饮等，均会损伤脾胃之气，导致脾的运化功能减退，水湿内停，或者水湿停聚日久，聚而生痰，或痰湿相夹，阻滞气机，阻塞血脉，导致气机不利，血脉运行迟滞不畅，出现血压升高、倦怠乏力等症状。

② 劳思过度。过度劳累，或者思虑过度，或者不常运动，喜欢静坐，或长期伏案工作，或长时间看手机等不良习惯，均可导致脾胃受损，运化无力，出现气虚湿阻或者痰涎阻滞，血压升高。

③ 感受外湿。若遇梅雨季节，气候潮湿，或淋雨雾等，均可感受外湿。同气相求，外湿可引动内湿，湿阻气机，凝聚血脉，均可导致痰湿阻滞，血压升高。

古籍说

脾在五行属土，主运化水谷，为气血生化之源，同时主运化水湿，使饮入之水通过分清秘浊，将有用之水濡养身体，代谢后的无用之水，通过三焦，下输膀胱，通过小便排出体外。故《黄帝内经》说"饮入于胃，游溢精气，上输于脾，脾气散精，上归于肺，通调水道，下输膀胱，水精四布，五经并行"，生动而准确地描述了脾参与水液代谢的过程。如果脾虚不运，则会导致水液代谢失常，停于体内，形成痰浊湿邪之证，故痰湿证与脾的关系密切，而且痰湿证多与气虚证并见。临床治疗时，常用的方法就是健脾祛湿。

合理膳食**辅助降压**

痰湿证高血压患者日常饮食应戒除肥甘厚味，且最忌暴饮暴食和进食速度过快，应常吃具有温补脾胃、化痰祛湿功效的食物。此外，痰湿证高血压患者切记不要跟风吃过于滋腻的补益之品，因为补益的中药（如阿胶）和食物（如核桃、芝麻）都有助湿生痰之嫌，不适合痰湿证高血压患者食用。

可以吃健脾、化痰、祛湿的食物，如粳米、糯米、燕麦、小米、薏仁、红豆、绿豆、芡实、白扁豆、白萝卜、冬瓜等。

粳米

粳米具有补中益气、止烦渴、益精强志的功效，主治泻痢、胃气不足、口干渴、诸虚百损等。痰湿证高血压患者经常食用能健脾祛湿，降低血压。

薏仁

薏仁性味甘淡微寒，有利水消肿、健脾祛湿、舒筋除痹、清热排脓等功效，是常用的利水渗湿药。痰湿证高血压患者常食可排湿，利于改善症状。

冬瓜

冬瓜性微寒，味甘淡，有清热解毒、利水消痰、除烦止渴、祛湿解暑的作用，适合痰湿证高血压患者食用。

白扁豆

白扁豆具有健脾化湿、和中消暑的作用，可用于脾胃虚弱、食欲不振、大便溏泻、暑湿吐泻等症状，适合痰湿证高血压患者食用。

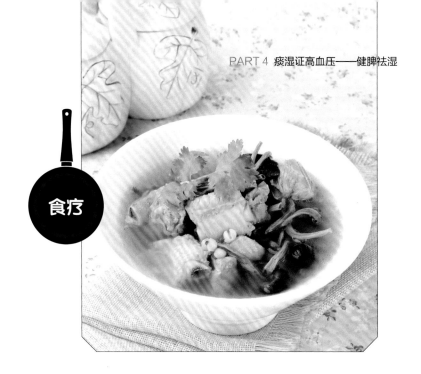

食疗

薏仁茶树菇排骨汤

材料：排骨 280 克，水发茶树菇 80 克，水发薏仁 70 克，香菜、姜片各少许。

调料：盐 2 克，鸡粉 2 克，胡椒粉 2 克。

做法：
① 泡好的茶树菇切去根部，对切成长段。
② 锅中注水烧开，倒入排骨，汆去血水，捞出沥干。
③ 砂锅中注水烧开，倒入排骨、薏仁、茶树菇、姜片，拌匀，大火煮开后转小火煮 1 个小时。
④ 加入盐、鸡粉、胡椒粉，搅拌调味，将煮好的汤盛入碗中，摆放上香菜即可。

功效　祛湿健脾，可改善乏力、身困、水肿等痰湿证引起的各种症状。

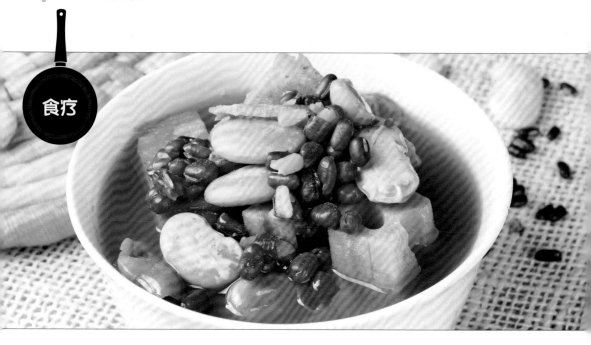

食疗

芸豆赤小豆鲜莲藕汤

材料： 莲藕 300 克，水发赤小豆 200 克，芸豆 200 克，姜片少许。

调料： 盐少许。

做法： ① 洗净去皮的莲藕切成块待用。

② 砂锅注水烧热，倒入莲藕、芸豆、赤小豆、姜片，搅拌片刻。

③ 盖上锅盖，煮开后转小火煮 2 个小时至熟软。

④ 掀开锅盖，加入少许盐，搅拌片刻，将煮好的汤盛入碗中即可。

功效 清热利湿，可改善湿热内盛引起的口臭、腹胀、水肿、大便黏腻等症状。

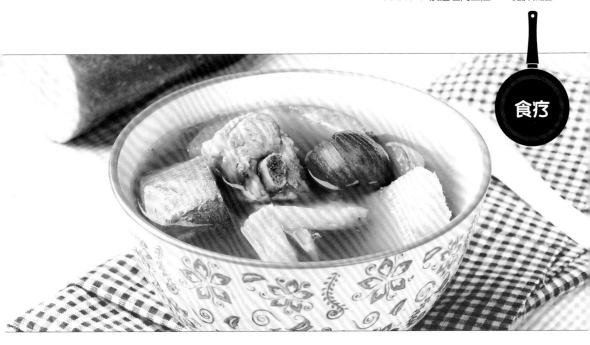

赤小豆葛根老黄瓜汤

材料：老黄瓜 175 克，排骨块 150 克，去皮葛根 75 克，蜜枣 45 克，水发赤小豆 85 克。

调料：盐 2 克。

做法：
① 洗净的葛根切片；洗好的老黄瓜切段，挖去内瓤部分。

② 锅中注水烧开，倒入洗净的排骨块，汆煮片刻，捞出。

③ 砂锅中注水烧开，倒入排骨块、赤小豆、葛根片、蜜枣、老黄瓜，拌匀，大火煮开后转小火煮 2 小时至熟。

④ 加盐，稍稍搅拌至入味，将煮好的汤盛入碗中即可。

 功效 健脾养胃，化湿和中，改善脾胃虚弱、湿邪内盛之纳差、腹胀、困倦、乏力等症状。

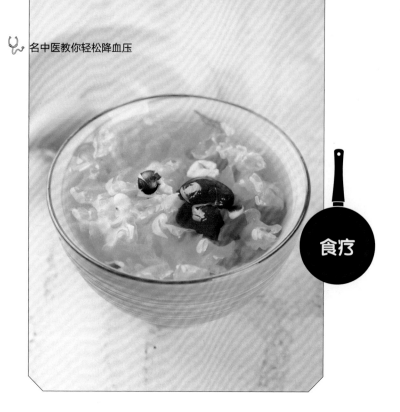

食疗

芡实银耳汤

材料： 水发银耳 200 克，水发芡实 60 克，红枣 30 克。

调料： 冰糖 25 克，糖桂花 15 克。

做法： ① 砂锅中注水烧热，倒入芡实、红枣、银耳、糖桂花。

② 盖上锅盖，煮开后用小火煮 30 分钟至食材熟透。

③ 揭开锅盖，加入适量冰糖，拌匀，煮至冰糖溶化。

④ 关火后盛出煮好的甜汤即可。

功效　清热润肺，健脾利湿，可改善脾虚肺热湿盛引起的心烦口干、夜卧不宁、水肿等症状。

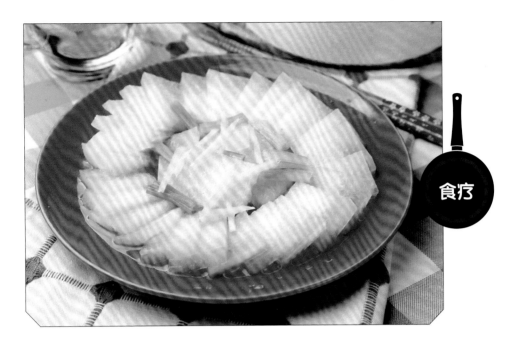

姜丝蒸冬瓜

材料：冬瓜 250 克，葱段 10 克，姜丝 5 克。

调料：盐 2 克，食用油适量。

做法：
① 洗净的冬瓜去皮，切成片待用。

② 将冬瓜片围着盘子整齐地摆成一圈，剩余的摆在中间。

③ 将姜丝、葱段摆上去，再撒上盐，淋上食用油。

④ 备好蒸锅烧开，将冬瓜放入，将时间旋钮调至 10 分钟。

⑤ 待蒸汽散去，将冬瓜取出即可食用。

 功效　利水消肿，可改善水湿内停引起的水肿、腹水、小便不利等症状。

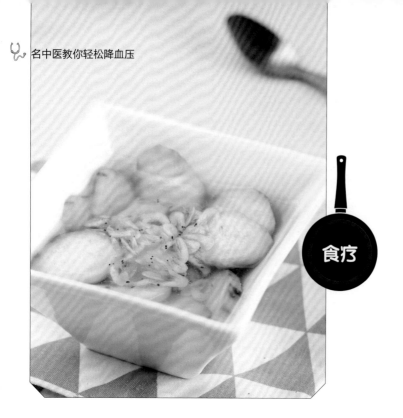

食疗

丝瓜虾皮汤

材料： 去皮丝瓜 180 克，虾皮 40 克。

调料： 盐 2 克，芝麻油 5 毫升，食用油适量。

做法：
① 洗净去皮的丝瓜，切成片，待用。

② 用油起锅，倒入丝瓜，炒匀，注入适量清水，煮约 2 分钟至沸腾。

③ 放入虾皮，加入盐，稍煮片刻至入味。

④ 关火后将煮好的汤盛入碗中，淋上芝麻油即可。

 功效 祛湿利水，可改善水湿偏盛引起的水肿、肢体麻木、食欲减退等症状。

痰湿证高血压居家调养

少用空调，衣服宽松

痰湿证高血压患者在夏季尽量少用空调，以提高自己耐热的能力。在又湿又热的情况下，空调的使用，尤其空调的抽湿功能，确实可以保持室内空气干燥，减少夏天的一些常见病，但过度使用会降低人的耐热力，抑制汗出，而出汗是夏季最天然、健康的散热除湿途径。当夏季运动出汗特别多的时候，不要马上冲凉，这样很容易使外湿和内湿相合，伤害身体，一定要等到恢复平静、汗晾干后再去洗澡。

体内湿热重的患者穿衣服尽量宽松一些，这有利于湿气的散发，建议穿着宽松的天然纤维材质衣服。

多参加活动，与人交流

痰湿证高血压患者的体态一般都较肥胖，这在一定程度上给他们造成了心理负担，感觉形体不如其他人，容易在心理上有自卑感。因此，建议痰湿重的患者平时应多参加一些有意义的活动，说服自己多与人交流，并且在与人交流的过程中多了解一些减肥方面的知识。同时，在闲暇之余多关注一些这方面的信息，以便与人交流得更有意义。

夏多食姜，冬少进补

痰湿证高血压患者的养生重点时节在夏季和冬季，目的都是为了减少痰湿、控制体重。夏季少用空调，少吃冰冻食品，多吃生姜，以达到温脾阳、化湿、祛痰的目的。冬季不要盲目进补，除非痰湿中夹有明显的气虚、阳虚等虚证，进补也宜选择具有健脾祛湿功效的补益药材，如淮山、芡实、党参、白扁豆等。

痰湿证高血压
有哪些运动方式

痰湿证高血压患者由于浊气滞留在体内排不出去，一般身形都比较肥胖，身重易倦，总想躺着待着，不愿意运动，因此，在生活中便呈现给人一种"懒"态。殊不知，只有多进行运动，多排汗才是改善这些症状的关键。痰湿证高血压患者要根据自身的身体状态和所能适应的运动强度，选择一项或几项适合自己的运动长期坚持下去。下面介绍几种适合痰湿证高血压患者做的运动。

1 滚压承山穴

准备一个泡沫轴，后仰躺在瑜伽垫上，两手反向撑起身体，将小腿放在泡沫轴上，让自身体重通过小腿完全压在泡沫轴上，然后利用手臂来回用力使小腿在泡沫轴上缓缓滚动，当滚到承山穴下时可稍加施力，来回 15 次为一组，每天进行 5 组。

2 慢跑

慢跑前做 3～5 分钟的准备活动，两手微握，上臂和前臂肘关节屈曲成 90°角左右，全身肌肉放松，上身略向前倾，两臂自然下垂摆动，腿不宜抬得太高。慢跑的方式可采取慢跑与步行交替进行，以不感觉难受、不喘粗气、头不晕为宜。

3 爬楼梯

爬楼梯前先活动一下踝关节和膝关节，避免运动扭伤。爬楼梯时应以慢速为宜，一般以中等强度、不感到紧张和吃力为好。每爬 1～2 层楼梯可在缓步台上稍微休息一会儿。每次锻炼时间控制在 15～20 分钟内，每天 1～2 次。

痰湿证高血压的**刮痧疗法**

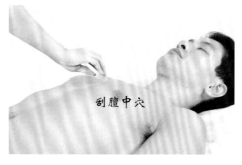

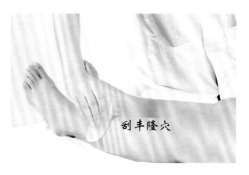

1 用角刮法刮拭膻中穴，由上至下，力度微重，以出痧为度。

2 找到丰隆穴，涂抹适量经络油，用面刮法刮丰隆穴，由上至下手法连贯刮拭30次，可不出痧。

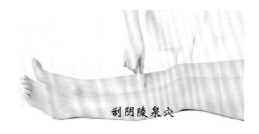

3 找到阴陵泉穴，涂抹适量经络油，用面刮法刮阴陵泉穴，由上至下手法连贯刮拭30次，可不出痧。

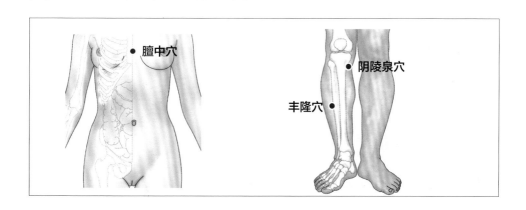

痰湿证高血压的**拔罐疗法**

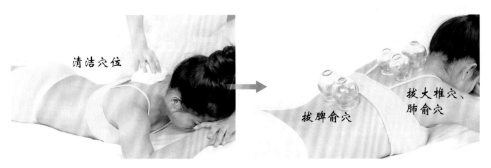

清洁穴位　　拔脾俞穴　　拔大椎穴、肺俞穴

1 用热毛巾擦拭清洁大椎穴、肺俞穴、脾俞穴，右手持罐，左手用止血钳夹住点燃的棉球，伸入罐内旋转一圈马上抽出，然后迅速将火罐扣在大椎穴、肺俞穴、脾俞穴上，留罐15分钟后取下。

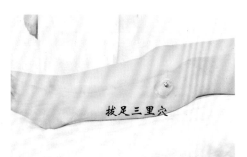

拔足三里穴

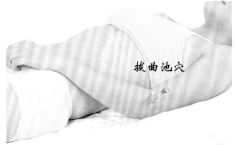

拔曲池穴

2 用热毛巾擦拭清洁足三里穴，用拔罐器将气罐吸拔在足三里穴上，留罐10分钟。

3 用热毛巾擦拭清洁曲池穴，用拔罐器将气罐吸拔在曲池穴上，留罐15分钟。

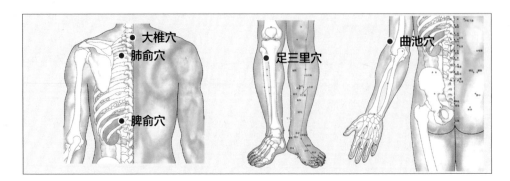

● 大椎穴　　● 肺俞穴　　● 脾俞穴　　● 足三里穴　　● 曲池穴

痰湿证高血压的**足浴疗法**

配方 白扁豆 50 克，藿香叶 50 克，生姜 50 克。

用法 将上述药物洗净，清水浸泡 30 分钟，加 2000 毫升清水煎煮 20 分钟，取汁分早晚两次饮用。药渣加水再煎 10 分钟，倒入足浴桶，待水温合适时足浴 30 分钟。

功效 健脾和中，化湿止泻。

配方 冬瓜皮 100 克，木瓜 50 克，茯苓 30 克。

用法 将上述药物一起加 3000 毫升水，武火煮沸后再转文火煎半小时，滤除药渣，将药液倒入盆中，待水温不烫时，放入双足浸泡 15 ~ 30 分钟。

功效 利水渗湿，消肿瘦身。

配方 泽泻 30 克，半夏、橘红、淮山、白术、山楂各 1 0 克，薏苡仁、制首乌、车前草各 15 克。

用法 将上述药物洗净，清水浸泡 30 分钟，加 2000 毫升清水煎煮 20 分钟，取汁早晚饮用。睡前将药渣加水煎 10 分钟，足浴30 分钟。

功效 健脾利湿。

痰湿证高血压的
降压中药

 玉米须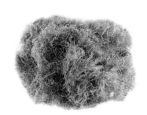

　　在中药里，玉米须又称"龙须"，可见其不寻常的保健功效。现代医学研究发现，玉米须含大量维生素K、硝酸钾、谷固醇、豆固醇和生物碱，有降压、降血糖、止血、利尿等作用，十分适合痰湿证高血压患者食用。

茵陈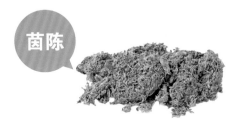

　　茵陈是一种清热利湿退黄的药物，有显著的保肝作用，能增加心脏冠脉血流量，改善微循环，并有降脂、抗凝血、解热、抗肿瘤等作用。此外，其所含的多种有效成分对全麻或局麻大鼠、猫与兔均有显著降血压效果。

虎杖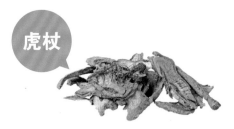

　　虎杖传统用于治疗风湿、痹痛、黄疸、闭经、痛经等病症。据现代药理研究证明，虎杖内所含的蒽醌类化合物和黄酮类多种成分是促进血液循环和降血压必备的营养物质。

海藻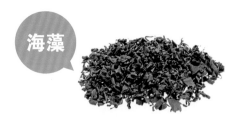

　　爱尔兰一项最新研究发现，海藻中含有有助降压的关键成分——生物活性肽，其作用类似于常见降压药，多吃各种海藻有助于降低高血压，防止心脏病。

防己

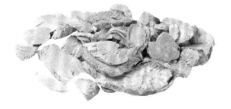

防己辛能行散，苦寒降泄，具有祛风止痛、清热利湿、利水消肿的功效，适用于湿热所致的肢体疼痛、湿疹疮毒、风湿痹痛、水肿、小便不利等病症。此外，防己中所含的粉防己碱经动物实验证明有降压作用，常与天麻、泽泻、半夏等配伍，用于痰湿证高血压。

苦参

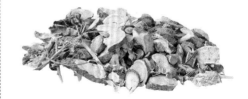

苦参，大苦大寒，退热泄降，荡涤湿火，功效与黄芩、黄连相近，而苦参之苦愈甚，其燥尤烈，可用于湿热泻痢、黄疸、阴肿阴痒、湿疹湿疮、疥癣、小便不利等湿热所致疾病。此外，其有效成分苦参碱有扩张血管和对急性心肌缺血的保护作用，临床上也用来治疗痰湿证高血压。

厚朴

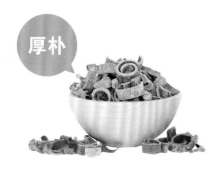

厚朴苦能下气，辛能散结，温能燥湿，既可除无形之湿满，又能消有形之实满，是治疗湿阻中焦、脘腹胀满、食积气滞、腹胀便秘、痰饮咳喘的要药。现代药理研究表明，厚朴对降血压也有一定的疗效，但过量会造成心率增快，使用时须注意用量。

泽泻

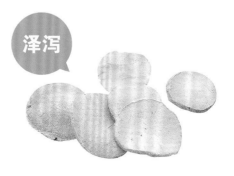

泽泻的利水作用较强，可有效改善水湿停蓄所致的小便不利、水肿胀满、脚气、淋病、尿血、遗精等病症。以其为主药的泽泻汤在治疗原发性高血压时，可以明显提高治疗效果，实现对血压的有效控制，具有良好的临床应用价值。

痰湿证高血压的
中草药茶饮

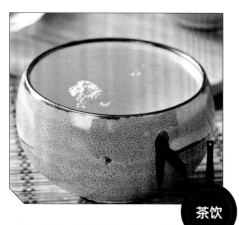

茶饮

金钱草茵陈茶

材料： 金钱草 5 克，茵陈 5 克。

做法： ① 砂锅中注入适量清水烧热，倒入备好的金钱草、茵陈，搅匀。
② 盖上锅盖，烧开后再用大火煮 15 分钟至药材析出有效成分。
③ 关火后将煮好的药汁滤入杯中即可。

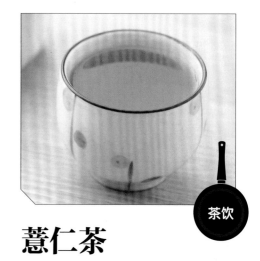

茶饮

薏仁茶

材料： 薏仁 30 克，红枣 15 克，枸杞子 10 克。

做法： ① 煎锅置火上，倒入薏仁，用中小火炒干水汽，关火后放凉待用。
② 取一茶壶，放入红枣、枸杞子，倒入炒过的薏仁，注入开水至八九分满，浸泡约 3 分钟。
③ 另取茶杯，倒入泡好的薏仁茶即可。

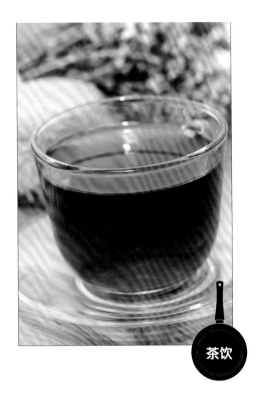

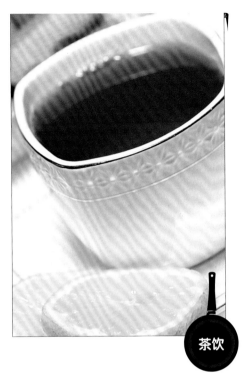

鸡骨草甘草茶

材料： 鸡骨草 8 克，甘草 5 克，蜜枣 12 克。

做法： ① 取一碗，注入适量温水，放入备好的各种材料，清洗去除杂质，再捞出药材，沥干水分。

② 砂锅中注入适量清水烧开，倒入清洗过的材料。

③ 盖上盖，烧开后转小火煮约 25 分钟，至药材析出有效成分。

④ 揭盖，搅拌几下，关火后盛出煮好的甘草茶。

甘草玉米须茶

材料： 甘草 10 克，玉米须 5 克，车前子 8 克。

调料： 白糖 15 克。

做法： ① 砂锅中注入清水烧开，倒入甘草、玉米须、车前子，搅匀。

② 盖上锅盖，烧开后转小火煮 30 分钟至有效成分析出。

③ 掀开锅盖，放入白糖，搅匀，煮至溶化，关火后将煮好的药茶盛入碗中即可。

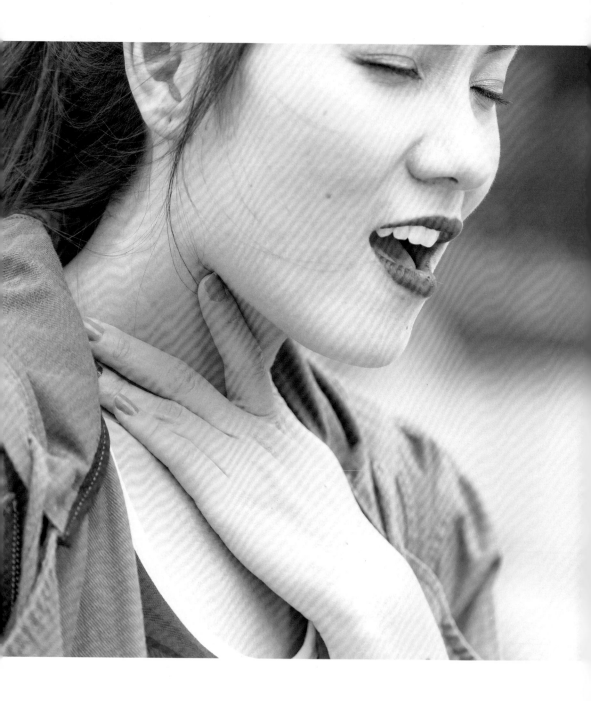

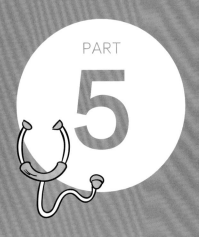

PART

5

肝阳上亢证高血压
——平肝潜阳

肝阳上亢证高血压的自我判断：

◆ 感觉身体、脸上发热，口唇的颜色比一般人要红；

◆ 面部两颧潮红或偏红，眼睛干涩；

◆ 手脚心发热，口干咽燥，总想喝水，大便容易干结；

◆ 头目胀痛、面红目赤、急躁易怒、失眠多梦，或伴胸胁胀痛、小便黄赤、舌红少津等。

认识肝阳上亢证高血压

医案

● 刘女士　女　55 岁

刘女士患高血压 3 年余，平素性情急躁，容易激动，近几年血压升高，伴头胀、头痛，眩晕，面色潮红，心烦急躁，口干口苦，大便干结，舌红，苔薄白，脉细数。曾用硝苯地平治疗，效果不佳，遂请中医治疗。中医诊断为脉胀，辨证为肝阳上亢型，用天麻钩藤饮治疗，一个月后，血压平稳，症状消失，病情稳定。

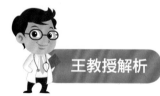

王教授解析

该患者之所以治疗效果显著，主要是辨证正确，用药得当。肝阳上亢证高血压常见于 50 ~ 60 岁的中老年人，该患者 55 岁，还处于女性更年期，这个年龄容易出现阴阳气血失衡、阴血不足、阴不潜阳、虚阳上亢、血压升高等症状。

高血压小知识

肝阳上亢是高血压的一个常见类型，主要是由于肝肾阴虚，肝阳上亢，甚至阳化风动，出现眩晕、头痛、头胀、面红、口干、口苦、大便干结等症状。治疗方法主要是滋阴潜阳，平肝降压。天麻钩藤饮是常用的有效方剂，效果显著。

生活中引起肝阳上亢的行为习惯

① 年龄因素。中年以上，气血易亏，尤其精血不足，肾气亏乏。精血为人的生命物质基础，属阴，阴虚则不能潜阳，导致阴阳失衡，阴虚于下，阳亢于上，引起血压升高。

② 劳心过度。平素工作紧张，压力过大，可导致劳伤精血，阴亏于下，阳亢于上，引起肝阳上亢，血压升高。

③ 过食辛燥之品。平素喜食辣椒、花椒、烈酒等辛辣燥烈之品，易耗伤阴精，导致阴虚于下，阳亢于上，血压升高。

④ 过度熬夜。生活起居不规律，经常熬夜，耗血伤精，也可引起阴精不足，阳亢于上，血压升高。

古籍说

肝阳上亢，病位在肝，但与肾关系密切。清代名医叶天士首创肝阳上亢学说，认为"肝为风脏，因精血衰耗，水不涵木，木不滋荣，故肝阳上亢"。又说："诸风掉眩，皆属于肝，头为六阳之首，耳、目、口、鼻皆系清空之窍，所患眩晕者，非外来之邪，乃肝胆之风阳上旱耳。"说明肝阳上亢多是由于肾阴亏虚，水不涵木，临床主要表现在头面部的风动之象，如眩晕、头胀、面潮红、急躁等症。临床上凡是有面红、眩晕、口干、血压升高等头面部症状，多是肝阳上亢所致。

肝阳上亢证高血压
如何调整饮食

　　肝阳上亢证高血压患者的饮食应以具有平肝潜阳、滋补肝阴的食物为主，宜吃的食物有芝麻、桑葚、淡菜、芹菜、苦瓜、荸荠、白萝卜、橘子、金橘、莴笋、丝瓜、冬瓜、菠菜、黄瓜、空心菜、草鱼、海蜇、生蚝等；药材有槐花、决明子、天麻、钩藤等。不适宜吃的食物有羊肉、狗肉、肥猪肉、公鸡、辣椒、肉桂、洋葱、韭菜、茴香、丁香、芥菜、白酒等。

芹菜

芹菜性凉，味甘辛，归肝、胆、心包经，具有平肝清热、祛风利湿、除烦消肿、降低血压、健脑镇静的功效。芹菜性凉质滑，脾胃虚寒、肠滑不固的患者慎食。

苦瓜

苦瓜有促进食欲、解渴、清凉、解毒、消肿、祛寒的功效，肝阳上亢证高血压患者可以常食，有平肝息风、降血压的作用。

草鱼

草鱼有暖胃和中、平肝祛风等功效，是温中补虚的养生佳品。此外，草鱼含有丰富的不饱和脂肪酸，对血液循环有利，是心血管病人的优质食材。

生蚝

中医认为生蚝味咸、涩，性微寒，归肝、心、肾经，具有平肝潜阳、镇惊安神、软坚散结、收敛固涩的功效，非常适合肝阳上亢证高血压患者食用。

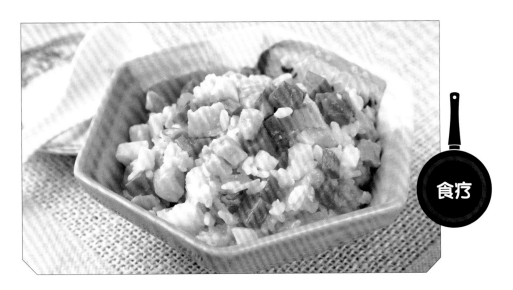

天麻鸡肉饭

材料： 水发大米 250 克，鸡胸肉 120 克，竹笋 30 克，胡萝卜 45 克，水
发天麻 10 克。

调料： 盐 1 克，鸡粉 1 克，料酒 6 毫升，水淀粉 7 毫升，食用油适量。

做法： ① 洗净去皮的胡萝卜切丁，洗好去皮的竹笋切小块，洗净的鸡胸
肉切丁，洗好的天麻切小块。

② 把鸡肉丁放入碗中，加盐、鸡粉、料酒、水淀粉、油，腌渍约
15 分钟。

③ 锅中注水烧开，倒入竹笋、胡萝卜，拌匀，煮至断生，捞出沥干。

④ 取一个大碗，倒入鸡肉丁，放入焯过水的材料，拌匀，制成酱菜。

⑤ 砂锅中注水烧热，倒入大米、天麻，拌匀，煮约 15 分钟，倒入
酱菜，铺平，煮约 15 分钟至熟即可。

功效 清肝祛风，可改善肝阳上亢引起的眩晕、头痛、肢体麻木等症状。

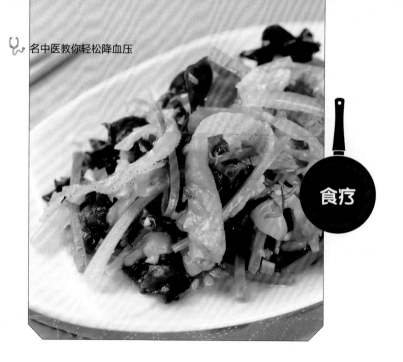

黑木耳拌海蜇丝

材料：水发黑木耳 40 克，水发海蜇 120 克，胡萝卜 80 克，西芹 80 克，香菜 20 克，蒜末少许。

调料：盐 1 克，鸡粉 2 克，白糖 4 克，陈醋 6 毫升，芝麻油 2 毫升，食用油适量。

做法：① 洗净去皮的胡萝卜切丝，洗好的黑木耳切小块，洗净的西芹切丝，洗好的香菜切成末，洗净的海蜇切丝。

② 锅中注水烧开，放入海蜇丝，煮约 2 分钟，放入胡萝卜、黑木耳、西芹，搅拌均匀，淋入少许食用油，再煮 1 分钟，捞出沥干。

③ 将煮好的食材装入碗中，放入蒜末、香菜，加入白糖、盐、鸡粉、陈醋、芝麻油，拌匀即可。

功效 清肝凉血，可改善肝阳上亢引起的心烦、急躁、血压升高、血脂升高、视物昏花等症状。

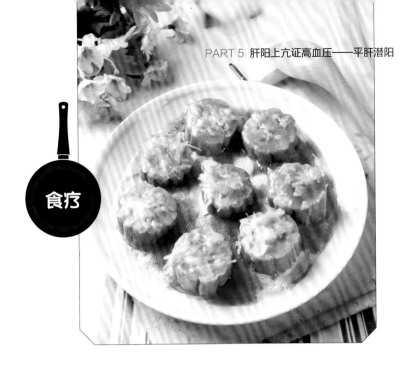

苦瓜玉米蛋盅

材料： 苦瓜 250 克，玉米 100 克，鸡蛋 80 克，水发粉丝 150 克，胡萝卜片 50 克。

调料： 盐 3 克，生抽 5 毫升，白糖 2 克，鸡粉 2 克，蚝油 3 克，水淀粉 4 毫升，芝麻油 3 毫升，食用油适量。

做法：

① 将泡发好的粉丝切碎；洗净的苦瓜切段，挖去瓤；鸡蛋打入碗中，加盐拌匀；将玉米粒汆煮断生，再将苦瓜汆煮去苦味，捞出沥干。

② 取一个盘，摆上胡萝卜片、苦瓜段，在苦瓜段内放入玉米、粉丝，放入蒸锅，大火蒸 5 分钟，浇上蛋液，大火继续蒸 5 分钟，将苦瓜盅取出。

③ 取一个碗，加入盐、生抽、清水、白糖、鸡粉、蚝油、水淀粉，拌匀制成酱汁；热锅注油烧热，倒入酱汁、芝麻油，搅匀，浇在苦瓜盅上即可。

功效 清热凉肝，可改善高血压、糖尿病引起的内热、烦躁、头胀、口苦、舌干等症状。

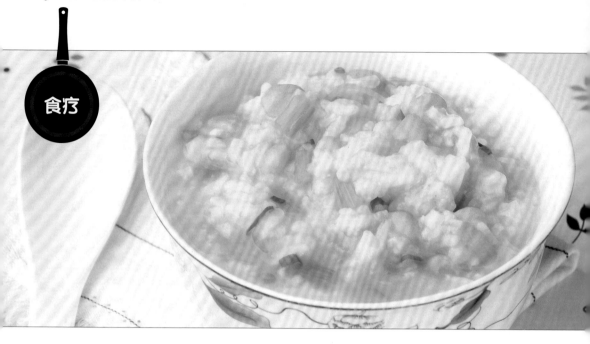

食疗

葱香芹菜玉米粥

材料： 水发大米 100 克，玉米粒 100 克，芹菜 60 克，姜丝、葱花各少许。

调料： 盐 2 克，鸡粉 2 克，胡椒粉少许。

做法： ① 洗净的芹菜切成粒，备用。

② 砂锅中注水烧开，倒入大米，用小火煮 30 分钟，放入姜丝、玉米粒，拌匀，煮约 5 分钟。

③ 加入盐、鸡粉，拌匀调味，放入芹菜粒，拌匀，煮约 1 分钟。

④ 撒入胡椒粉，放入葱花，拌匀，盛出煮好的粥，装入碗中即可。

 功效 滋阴养胃，适用于肝阳上亢引起的口干舌燥、心悸心慌、血压升高等症状。

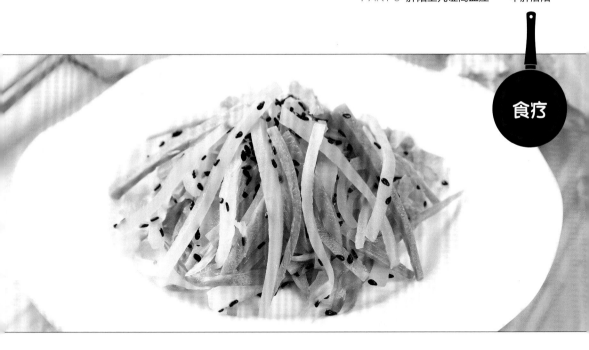

食疗

黑芝麻拌莴笋丝

材料： 去皮莴笋 200 克，去皮胡萝卜 80 克，黑芝麻 25 克。

调料： 盐 2 克，鸡粉 2 克，白糖 5 克，醋 10 毫升，芝麻油少许。

做法： ① 洗好的莴笋切丝，洗净的胡萝卜切丝。

② 锅中注水烧开，放入切好的莴笋丝和胡萝卜丝，焯煮一会儿至断生，捞出。

③ 加入部分黑芝麻，放入盐、鸡粉、糖、醋、芝麻油，拌匀。

④ 将拌好的菜肴装在盘中，撒上少许黑芝麻点缀即可。

功效 滋肾养肝，可改善肝肾阴虚、肝阳上亢引起的头胀、头晕、记忆力减退、血压升高、头发早白、脱发等症状。

肝阳上亢证高血压的日常保健

提高睡眠质量

睡眠时人体处于卧位，肝脏能享受到更多的血液浇灌，加上身体处于休息状态，肝脏的负担最轻，故高质量的睡眠保肝功效显著。要提升睡眠质量，首先，要积极治疗睡眠障碍，如失眠等。其次，晚间不要从事太过耗损脑力的工作，也不要熬夜。

中医学认为，一天之中人的睡眠有两个时辰最重要，一是午时（中午 11 点到下午 1 点），一是子时（晚上 11 点到凌晨 1 点），尤其是子时，阳气虚，阴气盛，阳入于阴，可补充精气、恢复体力。

每天泡脚

中医认为，足厥阴肝经起于足部，泡脚对肝经有明显的刺激作用。当用温水泡脚时，双脚血管扩张，人体血液循环加快，肝脏功能也可能会增强。膝盖下到脚底，有许多肝经上的穴位，如果我们经常用温水泡脚，并配合按摩这些穴位，还可以促进肝血流通。同时，在泡脚的时候，按摩肝脏反射区也可以有效增强肝功能。

经常闭目养神

中医认为"肝开窍于目，肝主藏血"。所以，闭目养神，让眼睛休息一会儿也是养肝阴的有效方法。具体方法是：轻闭双眼，用两个大拇指从眼内角向外擦24次，或用两手四指并拢，以指面在两目上向外轻轻转摩24次，再向内转摩24次。

如此运动可降压

　　合适的运动可以有效协助降低血压，调整神经系统的功能，改善血液循环，提高机体活动能力和改善生活质量，这是治疗高血压病的重要组成部分。下面向大家介绍一些适合改善肝阳上亢证高血压病的运动方法：

1 推发

两手虎口相对分开放在耳上发际，食指在前，拇指在后，由耳上发际推向头顶，两虎口在头顶上会合时把发上提，反复推发 10 次，操作时稍用力。两掌自前额像梳头一样向脑部按摩，至后颈时两掌手指交叉以掌根挤压后颈有降压的作用。

2 甩手

自然站立，双臂自然下垂并伸直，双眼平视前方，手指并拢，双手掌心向后，双脚分开与肩同宽，脚趾用力抓地，脚后跟用力紧压在地上，以感到大小腿肌肉处于紧张状态为宜，保持这个姿势站立 1 ~ 2 分钟后，手臂前后摆动，朝前摆动时甩动的高度以拇指不超过脐部为宜，朝后摆动时以小指外缘不超过臀部为限，每次不宜超过 30 分钟。

3 游泳

游泳是所有体育项目中对身体各部位的锻炼最为全面的运动，对高血压有良好的辅助治疗作用。游泳前要做好准备活动，用冷水擦浴，做徒手操、肢体伸展运动，使肌肉和关节活动开，防止受伤及意外事件的发生。游泳时间不宜过长，一般以 30 ~ 60 分钟为宜。

肝阳上亢证高血压的**拔罐疗法**

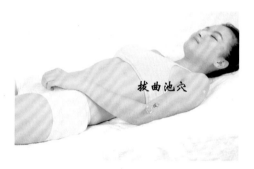

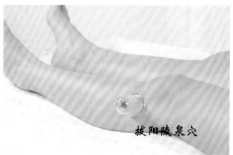

1 用热毛巾擦拭清洁曲池穴，用拔罐器将气罐拔取在穴位上，留罐 15 分钟后取下。

2 用热毛巾擦拭清洁阳陵泉穴，用拔罐器将气罐拔取在阳陵泉穴上，留罐 15 分钟后取下。

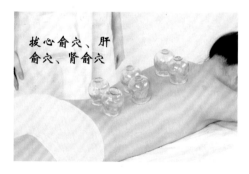

3 用热毛巾擦拭清洁心俞穴、肝俞穴、肾俞穴，右手持罐，左手用止血钳夹住点燃的棉球，伸入罐内旋转一圈马上抽出，然后迅速将火罐扣在心俞穴、肝俞穴、肾俞穴上，留罐 15 分钟后取下。

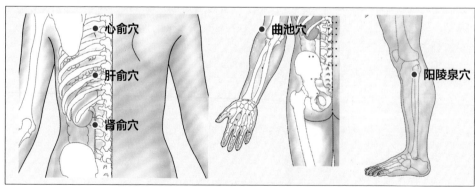

肝阳上亢证高血压的**按摩疗法**

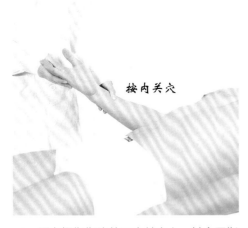

按内关穴

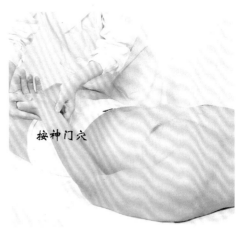

按神门穴

1 医者拇指指腹放于内关穴上，其余四指附于手臂上，力度由轻渐重，揉按 1～2分钟。

2 将拇指指腹放于神门穴，由轻渐重地掐揉 3 分钟。

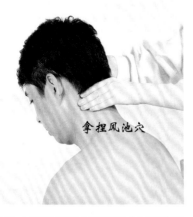

拿捏风池穴

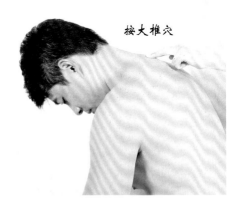

按大椎穴

3 医者将左手拇指和食指相对成钳形拿捏风池穴 30 次，操作时通过拇指和食指掌腕部及前臂的力量以每秒 1～2 次的频率有节奏地一点一提。

4 将食指、中指并拢用力按揉大椎穴 3～5分钟。

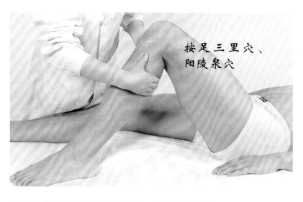

按足三里穴、阳陵泉穴

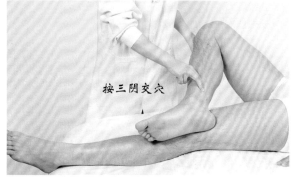

按三阴交穴

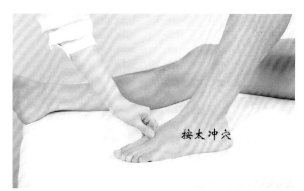

按太冲穴

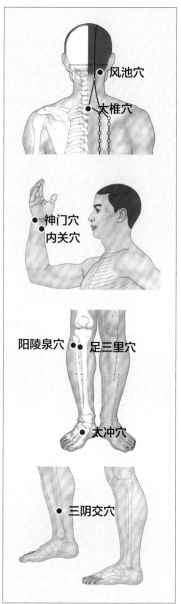

风池穴

大椎穴

神门穴
内关穴

阳陵泉穴　足三里穴

太冲穴

三阴交穴

5 用大拇指依次按揉足三里穴、阳陵泉穴、三阴交穴、太冲穴，每穴 1 分钟。

肝阳上亢证高血压的**足浴疗法**

配方 葛根50克，钩藤50克，决明子50克，山楂50克。

用法 将上述药物一起加3000毫升水，武火煮沸后再转文火煎半小时，滤除药渣，将药液倒入盆中，待温度不烫时，放入双足浸泡20～30分钟。

功效 平肝潜阳。

配方 荆芥20克，薄荷18克，菊花18克，蝉衣12克，桑叶10克。

用法 将上述药物加清水适量，浸泡30分钟，煎数沸，取汁弃渣与2000毫升开水一起倒入足浴桶中，先熏蒸，待温度适宜时泡洗双足20～30分钟。

功效 祛风解毒、平肝潜阳。

配方 夏枯草、钩藤、菊花、桑叶各30克。

用法 将上述药物一起加3000毫升水，武火煮沸后再转文火煎20分钟，滤除药渣，将药液倒入盆中，待温度不烫时，放入双足浸泡20～30分钟。

功效 平肝潜阳，息风降压。

肝阳上亢证高血压的
降压中药

决明子

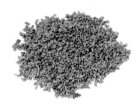

中医认为，决明子具有清热明目、润肠通便、利水消肿的功效，可改善目赤涩痛、肝炎、肝硬化腹水等症状。现代研究发现，决明子的水浸出液有降压作用，且持续时间较长。

夏枯草

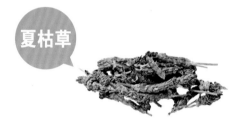

现代研究发现，夏枯草的水浸出液、乙醇－水浸出液和30%乙醇浸出液及煎剂都有降低血压的作用。此外，夏枯草的全草均有降压作用。

地龙

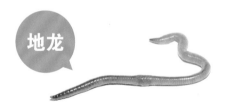

地龙具有清热定惊、平喘、利尿、活血化瘀等作用，主治高热狂躁、惊风抽搐、风热头痛、目赤、半身不遂等。此外，地龙的多种剂型均有缓慢而持久的降压作用，临床上常与天麻、丹参等中药配伍，用治肝阳上亢证高血压。

罗布麻

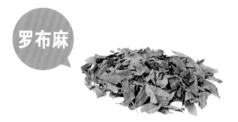

现代医学证明，罗布麻中含有黄酮类化合物、强心甙等多种有效成分，具有降血压、降血脂、强心利尿、平肝、安神等功能，具有显著的降压和双向调节效果。正因如此，罗布麻茶受到很多高血压病人的喜爱。

天麻

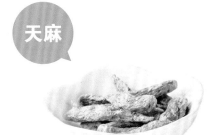

天麻有很好的降压及防治高血压的作用，它可增加外周及冠状动脉血流量，对心脏也有保护作用，还可预防由高血压引起的动脉硬化、冠心病以及中风等并发症。中医认为，天麻具有息风止痉、镇静安神的作用，可改善头晕目眩、头风头痛等症状，是肝阳上亢证高血压患者的理想调理药材。

羚羊角

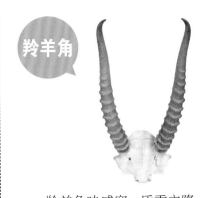

羚羊角味咸寒、质重主降，有平肝潜阳之功，在寒性药物中始终占有重要地位，具有平肝熄风、清肝明目、清热解毒的作用，多用于治疗肝阳上亢、头晕目眩、风湿热痹、热毒发斑等病症。随着对羚羊角的研究不断加深，也有报告指出，给麻醉犬或猫静脉注射羚羊角醇提取液，有明显降压作用。

薄荷

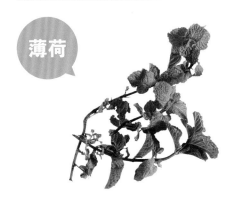

薄荷是常见的药食同源中药材，具有辛凉解表、透疹、疏肝解郁的功能。薄荷入药，不但能疏散风热、清利头目、疏肝行气，还可以缓解咽喉肿痛、风疹瘙痒、头痛眩晕等症状，对加快新陈代谢、滋养心脏、降血压都有良好的治疗效果，临床应用十分广泛。

桑叶

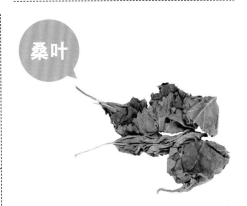

桑叶治病入药始于东汉，药用历史悠久。中医认为，桑叶味甘性寒，归肺、肝经，有疏散风热、清肺润燥、平抑肝阳、清肝明目、凉血止血的功效，对肝阳上亢证高血压有改善作用。现代研究也发现，桑叶中富含的物质对降低血糖、血脂、血压有良好的功效。

肝阳上亢证高血压的
中草药茶饮

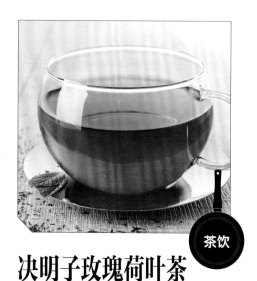

茶饮

决明子玫瑰荷叶茶

材料： 决明子 15 克，荷叶 6 克，玫瑰花少许。

做法：
① 砂锅中注入适量清水烧开，倒入备好的决明子、荷叶、玫瑰花。
② 盖上盖，烧开后用中火煮约 15 分钟至药材析出有效成分。
③ 揭盖，捞出锅中的材料。
④ 关火后将煮好的药茶盛入杯中即可。

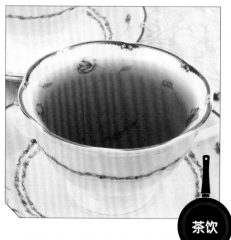

茶饮

山楂决明子菊花茶

材料： 菊花 25 克，干山楂 25 克，熟决明子 30 克，蜂蜜 25 克。

做法：
① 取一碗，放入菊花，倒入温水，清洗片刻，捞出沥干。
② 砂锅中注水烧开，倒入干山楂、菊花、熟决明子，拌匀，大火煮 5 分钟至析出有效成分。
③ 关火后焖 5 分钟，盛出煮好的茶。

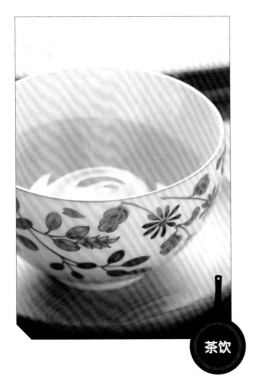

茶饮

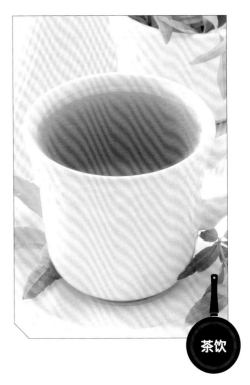

茶饮

金银花薄荷茶

材料： 金银花、薄荷、淡竹叶、决明子、
菊花各 2 克。

调料： 冰糖 2 克。

做法： ① 往杯子中倒入开水，温杯
后弃水不用。

② 将金银花、薄荷、淡竹叶、
决明子、菊花、冰糖一起放
入杯中，倒入适量开水刚好
没过茶材。

③ 轻轻摇晃茶杯，将第一遍茶
水倒出，再倒入适量开水，
泡 5 分钟后即可饮用。

枸杞子菊花茶

材料： 枸杞子、菊花各 3 克，甘草、
淡竹叶各 2 克。

调料： 冰糖适量。

做法： ① 往杯子中倒入开水，温杯
后弃水不用。

② 将枸杞子、菊花、甘草、淡
竹叶一起放入杯中，倒入适
量开水刚好没过茶材。

③ 轻轻摇晃茶杯，将第一遍茶
水倒出，再倒入适量开水，
泡 5 分钟后即可饮用。

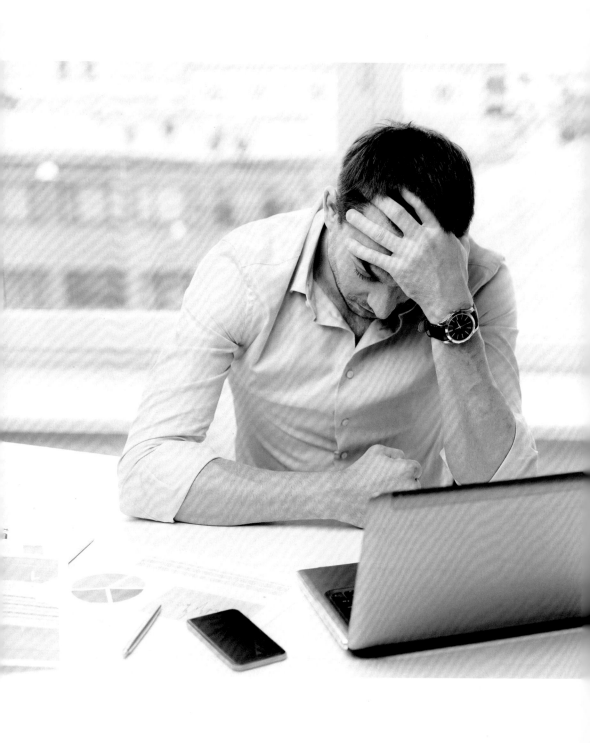

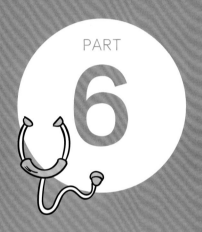

PART

6

肝火亢盛证高血压
——清泻肝火

肝火亢盛证高血压的常见表现有：

◆ 眩晕、头痛、急躁易怒；

◆ 嘴唇内红赤或紫绛，胸胁胀满，口苦目赤，舌红苔黄；

◆ 形体消瘦，小便短赤，大便燥结，脉象弦或数；

◆ 咳嗽气逆，痰出不爽，或如梅核、败絮难以咳出；

◆ 胃脘烧灼疼痛，痛势急迫，疼痛拒按，喜冷恶热，烧心泛酸，甚则呕吐苦水，或兼见吐血、便血。

认识肝火亢盛证高血压

医案

● 杜先生　男　43 岁

　　杜先生是一名公务员，患高血压 3 年，曾用氨氯地平、代文等治疗，开始有效，后来逐渐效果不佳，一般血压在 160/100 毫米汞柱。平素性情急躁易怒，爱发脾气，就诊时伴面红目赤、口干多饮、大便干结、舌红苔黄、脉数。诊断为肝火亢盛证高血压，西药不变，中药给予龙胆泻肝汤，药用栀子、黄芩、龙胆草、生地之类，半个月后，血压下降，并平稳在 130/85 毫米汞柱左右，各种症状均显著改善。

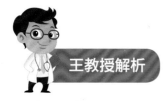

王教授解析

　　该患者属于典型的肝火亢盛证高血压。肝火亢盛，火性炎上，鼓动血液运行加速，导致血压升高。肝火上扰，心神不安，故急躁易怒，面红目赤。治以清肝泻火，则火消血平，血压下降，症状消失，疾病得到有效控制。

高血压小知识

　　肝火亢盛证高血压是常见的临床类型，多见于中青年高血压患者，男性多于女性。多因素体火盛，或平素嗜食辛辣、烟酒不断，或情志不遂、工作不顺心，肝气郁结，郁而化火，火性炎上，上扰头部，导致面红目赤，急躁易怒，火热鼓动血液运行加速，则血压升高。

生活中引起肝火的行为习惯

① 情志郁结,肝郁化火。多因工作压力过大,或工作不顺心,或家庭不和谐,不能得到有效缓解,导致肝气郁结,郁而化火,肝火上炎,出现面红目赤、急躁易怒、大便干结等症状,甚至血压升高。

② 劳心过度。工作繁忙,连续工作,或经常熬夜,劳心过度,精血暗耗,肾阴亏虚,水不涵木,肝阳上亢,阳聚为火,导致肝火上炎,出现各种火热症状及血压升高。

③ 饮食不节,过食辛燥。平素过食辛辣炽热之品,火积于内,久而久之,形成火热证,出现急躁等肝火上炎的症状及血压升高。

④ 素体阳盛。及至中年,加之工作劳累、所欲不遂,或饮食不当,或起居失常,都会引起肝火上炎,出现各种症状及血压升高。

古籍说

《千金要方》首先提出风、热、痰致眩的观点,认为"热"是眩晕的重要病机;金代刘完素主张眩从"火"立论,并进一步认识到火的形成与肝密切相关;清代叶桂强调眩晕乃"肝胆之风阳上冒"的观点,可见肝火亢盛论治眩晕早有古训。

肝为刚脏,体阴而用阳,其气刚烈,阳气常有余,阴血常不足,气易升,阳易亢,又主疏泄、调情志、畅气机。在正常生理状态下,肝的疏泄功能正常,则气机畅达,血行无阻,气血调畅,血压自可保持正常。若情志失调,肝失疏泄,气机不畅,则肝气郁结,气郁日久则化热化火,清窍不利而发眩晕。

肝火亢盛证在高血压初中期的病机演变中占有相当的地位,掌握肝火亢盛证的诊治规律,对控制肝火亢盛证高血压具有重要意义。

肝火亢盛证高血压的
食养方

　　肝火亢盛证高血压患者的饮食应以泻肝清热的食物为主，如苦瓜、西红柿、绿豆、芹菜、白菜、包心菜、丝瓜、茭白、莲藕、菊花、夏枯草等。对于辛温性躁烈、滋补之品，如辛辣厚味、烧烤、羊肉、鱼肉、狗肉、鹿茸等则要少吃。下面列举一些常见的食物，适合肝火亢盛证高血压患者平时食用。

西红柿

西红柿是果、菜两用食物，所含维生素C不怕加热，有生津止渴、健胃消食、凉血平肝、清热解毒、降低血压之功效，对高血压、肾脏病人有良好的辅助治疗作用。

绿豆

绿豆性凉味甘，有清热解毒、利尿、消暑除烦、止渴健胃的功效，适合肝火亢盛证高血压、水肿、红眼病、中毒急救、中暑等患者食用，被李时珍称为"济世之良谷"。

白菜

白菜可以消食下气、降压、清热除烦，专治维生素缺乏、脾胃气虚、大小便不利。《本草纲目拾遗》记载说："白菜汁，利肠胃，除胸烦，解酒渴，利大小便，和中止嗽。"

丝瓜

丝瓜含皂苷类物质，能把肠内的胆固醇结合成不易吸收的混合物，排出体外，从而降低胆固醇和血压，还能扩张血管、营养心脏，有益于心血管疾病患者。

茭白

茭白富含有机氮素，并以氨基酸形式存在，可有效降低血清胆固醇及血压、血脂。此外，茭白有祛热、生津、止渴、利尿、除湿、催乳的功效。

莲藕

莲藕富含维生素和粗纤维，既能帮助消化、防止便秘，又能防止动脉硬化，改善血液循环。特别适合高热、高血压、肝病、食欲不振、缺铁性贫血、营养不良者食用。

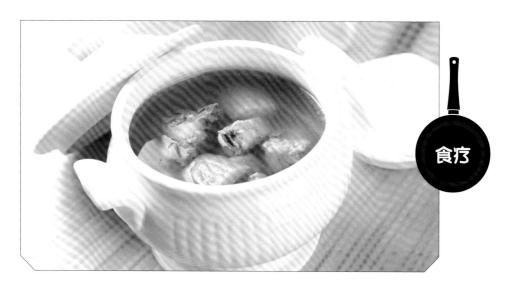

苦瓜干贝炖龙骨

材料：苦瓜 70 克，水发干贝 8 克，龙骨段 400 克，姜片少许。

调料：盐、鸡粉各 2 克，料酒适量。

做法：① 锅中注入清水烧开，倒入龙骨段，加入料酒，拌匀，略煮一会儿，捞出装盘。

② 取一个炖盅，放入龙骨、苦瓜、姜片、干贝，倒入适量清水、料酒。

③ 蒸锅中注入清水烧开，放入炖盅，用大火炖 2 小时至食材熟透。

④ 放入少许盐、鸡粉，拌匀，取出炖盅即可。

 功效 清肝泻火，镇心安神，可改善肝火亢盛引起的急躁、目赤面红、心烦不安、口舌生疮、失眠、血压高等症状。

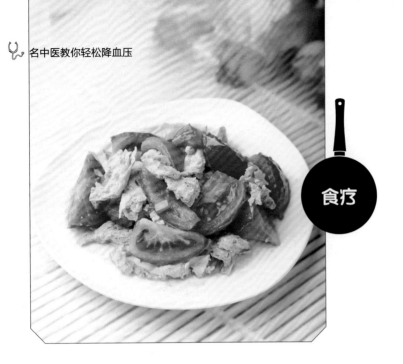

食疗

西红柿炒冻豆腐

材料：冻豆腐 200 克，西红柿 170 克，姜片、葱花各少许。

调料：盐、鸡粉各 2 克，白糖少许，食用油适量。

做法： ① 把洗净的冻豆腐掰开，撕成碎片；洗好的西红柿切成小瓣。

② 锅中注水烧开，放入冻豆腐，拌匀，煮约 1 分钟，捞出豆腐，沥干水分。

③ 油爆姜片，倒入西红柿瓣，炒匀，倒入焯过水的豆腐，翻炒匀。

④ 加入盐、白糖、鸡粉，炒匀，至食材熟软、入味。

⑤ 将炒好的菜肴盛入盘中，撒上葱花即可。

 功效

滋阴生津，清肝泻火，用于改善肾水不足、肝火偏盛引起的目赤、口干、心烦不安、夜卧不宁等症状。

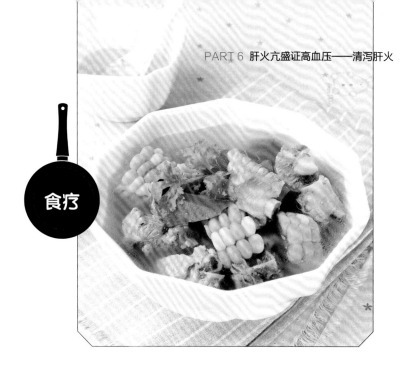

排骨玉米莲藕汤

材料： 排骨块 300 克，玉米 100 克，莲藕 110 克，胡萝卜 90 克，香菜、
姜片、葱段各少许。

调料： 盐 2 克，鸡粉 2 克，胡椒粉 2 克。

做法： ① 处理好的玉米切小块，洗净去皮的胡萝卜切滚刀块，洗净去皮
的莲藕切成块。

② 锅中注水烧开，倒入洗净的排骨块，汆煮去除血水，捞出沥干。

③ 砂锅中注入清水烧热，倒入排骨块、莲藕、玉米、胡萝卜，再
加入葱段、姜片，拌匀煮沸，再煮 2 个小时至食材熟透。

④ 加入盐、鸡粉、胡椒粉，搅拌调味，将煮好的汤盛入碗中，放
上香菜即可。

功效 清火凉血，可改善肝火亢盛证高血压的口干口苦、面红、急躁、心悸
心烦等症状。

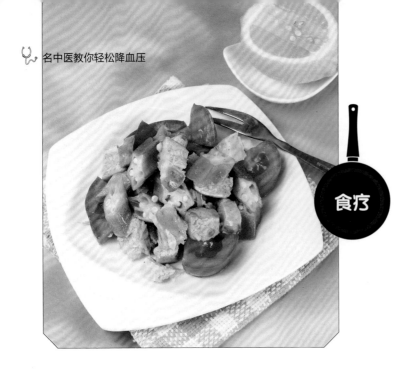

食疗

秋葵鸡肉沙拉

材料： 秋葵 90 克，鸡胸肉块 100 克，西红柿 110 克，柠檬 35 克。

调料： 盐 2 克，黑胡椒粉少许，芥末酱 10 克，橄榄油、食用油各适量。

做法：
① 将洗净的秋葵切去头尾，斜刀切段；洗好的西红柿切小块。

② 用油起锅，放入洗净的鸡胸肉块，煎出香味，翻炒肉块，煎至两面断生，放凉后切成小块。

③ 锅中注入清水烧开，放入秋葵，焯煮至其断生后捞出，沥干水分。

④ 取一大碗，倒入焯熟的秋葵，放入鸡肉块、西红柿块，拌匀，挤入柠檬汁，加入盐、芥末酱。

⑤ 撒上黑胡椒粉，淋入橄榄油，搅拌至食材入味即可。

功效　清热毒，益肠胃，助消化，可改善咽喉肿痛、小便赤涩、消化不良、腹胀、纳差等症状。

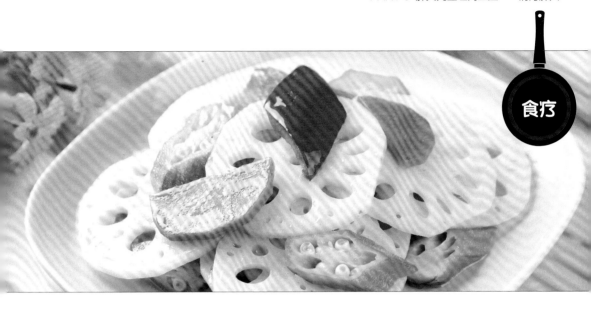

食疗

莲藕炒秋葵

材料：去皮莲藕 250 克，去皮胡萝卜 150 克，秋葵 50 克，红彩椒 10 克。

调料：盐 2 克，鸡粉 1 克，食用油 5 毫升。

做法：① 洗净的胡萝卜切片，洗好的莲藕切片，洗净的红彩椒切片，洗好的秋葵斜刀切片。

② 锅中注水烧开，加入油、盐，拌匀，倒入胡萝卜、莲藕，放入红彩椒、秋葵，拌匀。

③ 焯煮约 2 分钟至食材断生，捞出焯好的食材，沥干水。

④ 用油起锅，倒入焯好的食材炒匀，加入盐、鸡粉，炒匀入味即可。

功效

清热泻火，可改善肝火亢盛证高血压的心烦急躁、口干口苦、小便黄赤等症状。

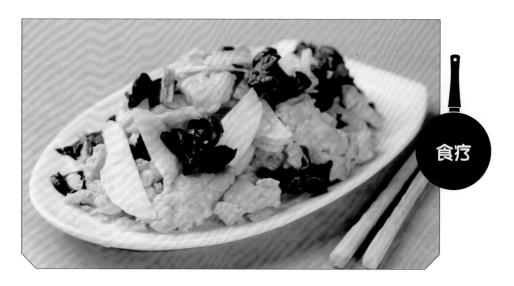

食疗

茭白木耳炒鸭蛋

材料: 茭白 300 克, 鸭蛋 2 个, 水发木耳 40 克, 葱段少许。

调料: 盐 4 克, 鸡粉 3 克, 水淀粉 10 毫升, 食用油适量。

做法: ① 将洗好的木耳切小块, 洗净的茭白对半切片。

② 将鸭蛋打入碗中, 放入盐、鸡粉、水淀粉, 打散, 调匀。

③ 锅中注水烧开, 放入盐、鸡粉、茭白、木耳, 煮至七成熟, 捞出; 用油起锅, 倒入蛋液, 搅散, 翻炒至七成熟, 盛出备用。

④ 油爆葱段, 倒入焯过水的茭白、木耳, 炒匀, 放入鸭蛋炒匀。

⑤ 放入适量盐、鸡粉, 炒至入味, 倒入少许水淀粉, 炒匀即可。

功效 清肝泻火, 消食降脂, 可改善肝火亢盛证高血压、高血脂、心烦失眠、心悸口干等症状。

肝火亢盛证高血压
日常须知

舒畅情志

　　肝火亢盛主要是肝失疏泄、气郁化火或肝热素盛所致，与情志激动过度亦有一定关系，因此，保持轻松愉悦的心情对肝火亢盛证高血压的康复尤其重要。医学研究证明，肝脏内分布着丰富的交感神经，经常感到烦躁、忧愁会直接导致肝细胞缺血，影响肝细胞的修复和再生。所以，个人应该改变对自己和他人过于苛求、满腹牢骚的不良行为，培养乐观、开朗、宽容、放松的健康心态。

作息规律

　　肝脏是人体内脏里最大的器官，肝脏细胞能够控制和调节体内各种物质，使所有器官都能顺利地工作。更重要的是，肝脏具有化解细菌、酒精和其他毒素的功能，是人体解毒的"掌门人"。中医认为"夜卧血归于肝"，熬夜在一定程度上会加重肝脏的负担，使肝脏无法顺利进行排毒，容易出现肝火旺盛的情况，因此晚上最好在 11 点前入睡，做到早睡早起。

春夏养肝

　　春夏两季是肝火亢盛证高血压发作的高峰期，因此在这两个季节要多加留意。患者不仅要听从医嘱按时吃药，食物的搭配也要均衡，每天每类食物都要摄取，合理膳食，最终护理好自己的肝脏。任何事情都贵在坚持，养肝也是如此。

肝火亢盛证高血压的运动方案

1 推肝经

人体的腿内侧有三条经络,中间一条是肝经,靠近正面的是脾经,靠近后面的是肾经。选坐位,右腿向前伸直,左腿弯曲平放,大腿内侧朝上,双手交叠,压在大腿根部,置于肝经上,沿着大腿由上向下用力推,直至膝关节,反复推动20遍,每天推5次。

2 瑜伽疗法

瑜伽可以让人更健康,心态更平和、放松。
①海龟式:
→取跪姿,两臂在耳朵两侧上举至头顶,两手相握,背部挺直。
→上肢向前倒,相握的两手分开,掌心朝向地面,直到掌心和面部贴在地面上。
②蝗虫式:
→取俯卧姿势,双臂向左右两侧平伸,下巴轻轻贴在地面上。
→以骨盆处为支点,双手和双脚同时向上抬,双脚向上抬时要并拢。

3 按摩疗法

当身体处于平躺姿势的时候,轻柔地按摩胆囊和肝脏部位,这两处大约位于身体右侧的肋骨下方。按摩有助于促进肝脏部位的血液循环,进而改善全身代谢功能。

肝火亢盛证高血压的**按摩疗法**

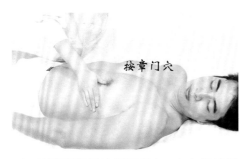

1 用手掌鱼际按揉章门穴，左右各按揉 1～3分钟。

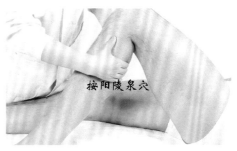

2 用拇指指尖掐按阳陵泉穴，力度略重，有酸胀感，左右各1～3分钟。

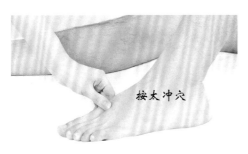

3 用手指指腹用力按揉太冲穴，有酸胀、痛感为度，先左后右，也可两侧同时进行，按揉1～3分钟。

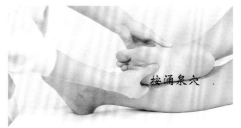

4 涌泉穴的按揉方法同太冲穴，至潮红发热为佳，按揉1～3分钟。

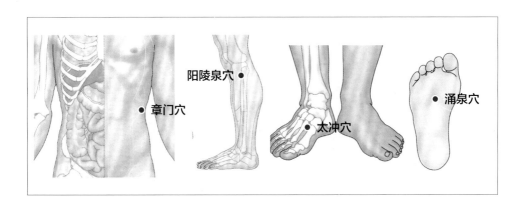

肝火亢盛证高血压的**刮痧疗法**

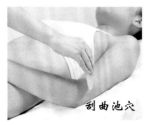

刮曲池穴

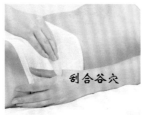

刮合谷穴

1 找到曲池穴，涂抹适量经络油，用角刮泻法刮拭曲池穴，手法不宜过重，以免伤及皮肤，刮拭 15 ~ 30 次。

2 找到合谷穴，涂抹适量经络油，再用角刮法刮拭合谷穴 30 次，力度适中，可不出痧。

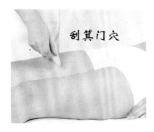

刮箕门穴

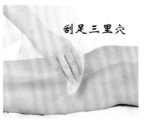

刮足三里穴

3 找到箕门穴，涂抹适量经络油，用面刮法刮拭箕门穴 30 次，力度略重，以出痧为度。

4 找到足三里穴，涂上经络油，用面刮法自上而下刮拭足三里穴 30 次，力度略重，刮至出现痧痕为度。

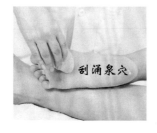

刮涌泉穴

5 找到涌泉穴，涂上经络油，用点刮法刮拭脚底涌泉穴 1 ~ 3 分钟，力度略重，刮至潮红发热为度。

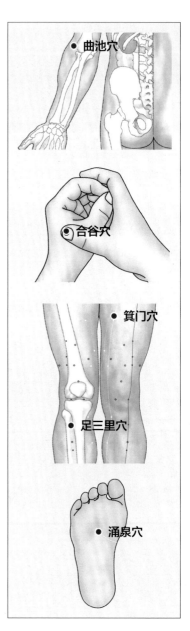

曲池穴

合谷穴

箕门穴

足三里穴

涌泉穴

肝火亢盛证高血压的*足浴疗法*

配方 甘菊花 15 克，牡丹花 15 克，生地黄 15 克，当归 15 克，夏枯草 15 克，丹参 30 克，枸杞子 30 克。

用法 将上述药物加水 2000 毫升，煎沸 15 分钟，待温度适宜时，浸泡双足 30 分钟。

功效 清热滋阴，养血明目。

配方 桑叶 20 克，菊花 20 克，黄柏 20 克，牛膝 20 克。

用法 将上述药物加水 2000 毫升，煎沸 20 分钟，待温度适宜时，浸泡双足 30 分钟。

功效 疏风清热，明目。

配方 金银花 20 克，车前草 20 克，野菊花 20 克，冰片 3 克。

用法 将上述前三味药加 2000 毫升清水，浸泡 30 分钟，煮沸 20 分钟，取汁弃渣，放入冰片后静置 10 分钟。将药汁倒入足浴桶中，待温度适宜时泡洗双足 30 分钟。

功效 清热解暑。

肝火亢盛证高血压的
降压中药

菊花

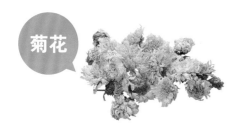

菊花性微寒，能清肝热、平肝阳，常用于治疗肝火亢盛所致的头痛眩晕，临床上多与石决明、珍珠母、桑叶、蒺藜等平肝潜阳药同用，用于治疗肝火亢盛证高血压。

葛根

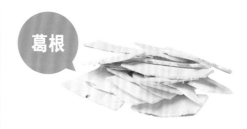

葛根中所含的有效成分能直接扩张血管，增加冠状动脉血管血流量，改善脑循环，对肝火亢盛证高血压引起的头痛、头晕、耳鸣等症状有明显的疗效，是防治高血压、冠心病、心绞痛、脑血栓等病症的重要用药。

栀子

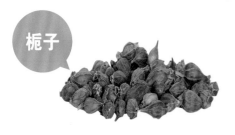

栀子具有护肝、利胆、降压、镇静、止血、消肿等作用，中医临床常用于治疗黄疸型肝炎、扭挫伤、心烦躁扰、目赤肿痛、疮疡等病症。现代医学研究发现，栀子的水煎液有持久的降压作用。

龙胆

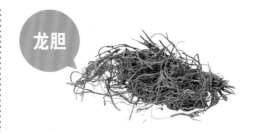

龙胆常被用来治疗湿热黄疸、阴肿阴痒、带下、目赤头昏、惊风抽搐等疾病。其所含的龙胆碱有一定的镇静和降压作用，并能抑制心跳、减缓心率，适用于肝火亢盛所致的高血压等症。

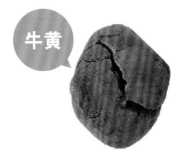

牛黄

牛黄有息风止痉、清心、凉肝、开窍醒神、清热解毒之功，临床应用很广。有报告指出，牛黄给正常大鼠口服、给麻醉兔静脉注射均有显著降压及抑制心跳效果。以其为主药的牛黄降压丸、牛黄清心丸等，可用于心肝火旺、痰热壅盛所致的头晕目眩、头痛失眠、烦躁不安、肝火亢盛证高血压等病症。

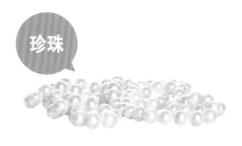

珍珠

一般认为珍珠粉有镇惊安神、养阴熄风、镇肝潜阳的功效，从而起到降压的作用，多用治肝阳上亢、肝火上攻之眩晕、心悸失眠、惊风、癫痫、高血压等病症。近代药理研究也表明，珍珠与其他平肝潜阳类药物配伍使用，可扩张冠状动脉血管，显著改善高血压症状。

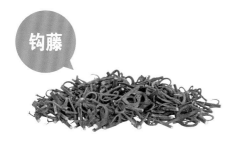

钩藤

钩藤煎剂具有很好的降压作用，钩及茎枝（即单钩、双钩及与其相邻之较细茎枝）的降压效果较好。中医认为，钩藤具有清热平肝、熄风定惊的功效，常用于小儿惊风、癫痫、头晕、目眩等病症，适合肝火亢盛证高血压患者用以改善症状。此外，研究发现钩藤对引起呼吸道感染的病毒有较好的抑制作用。

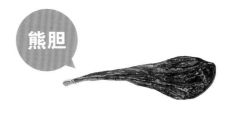

熊胆

熊胆中所含的鹅去氧胆酸、胆酸及去氧胆酸有解毒、抑菌、抗炎的功效，同时还具有抗过敏、镇咳、祛痰、平喘等作用。此外，动物实验证明，熊胆可扩张冠状动脉，增加冠状动脉血流量，引起麻醉兔血压下降，可认为具有降压作用，适用于动脉硬化、高血压、心绞痛、冠心病和心律失常。

肝火亢盛证高血压的中草药茶饮

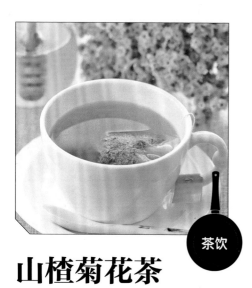

茶饮

山楂菊花茶

材料： 干山楂 15 克，干菊花 8 克。

做法： ① 将洗净的山楂去除头尾，再切开，去除果核，把果肉切成小块，备用。

② 砂锅中注入适量清水烧开，倒入洗净的干菊花，放入山楂，搅拌匀。

③ 盖上盖，小火煮约 10 分钟至食材析出有效成分。

④ 揭盖，略微搅拌一会儿，关火后盛出煮好的菊花茶即可。

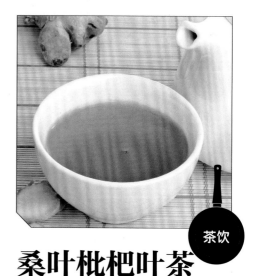

茶饮

桑叶枇杷叶茶

材料： 桑叶 3 克，枇杷叶 5 克，甜杏仁 8 克。

做法： ① 砂锅中注入适量清水烧开。

② 倒入备好的枇杷叶、桑叶、甜杏仁。

③ 盖上盖，大火煮 20 分钟至药材析出有效成分。

④ 关火后将药材捞干净，将药茶装入碗中即可。

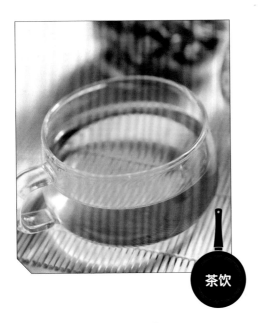

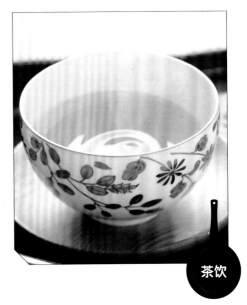

菊花雪梨茶

材料： 雪梨 140 克，菊花 8 克，枸杞子 10 克。

调料： 冰糖适量。

做法： ① 洗净的雪梨取果肉，再将果肉切成薄片，备用。

② 将雪梨与冰糖一起放入锅中，加水煮沸。

③ 放入菊花和枸杞子，续煮 2 分钟即可。

合欢菊花茶

材料： 合欢花 12 克，菊花 10 克。

调料： 蜂蜜 20 克。

做法： ① 将合欢花和菊花洗去杂质，捞出。

② 取电解养生壶底座，放上配套的水壶，加清水至 0.7 升水位线，放入合欢花和菊花，盖上壶盖，按"开关"键通电，再按"功能"键，选定"泡茶"功能，开始煮茶。

③ 10 分钟后按"开关"键断电，取下水壶，将茶水倒入杯中，稍稍冷却后加入蜂蜜调匀即可。

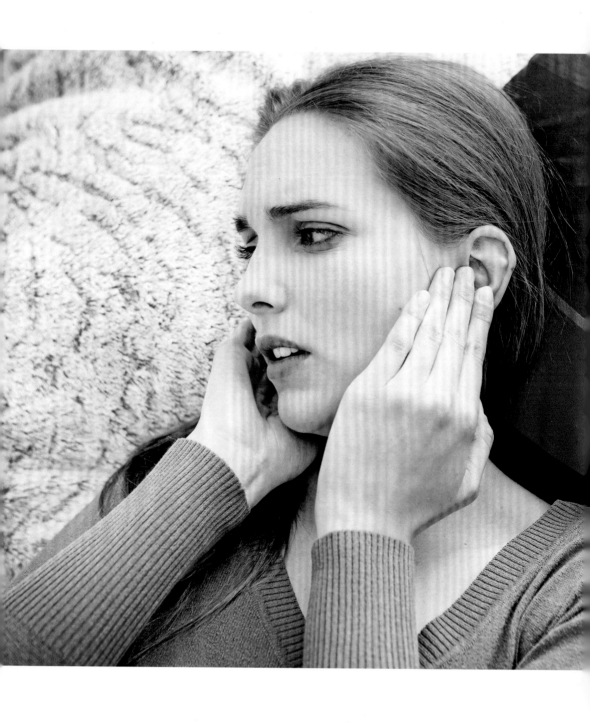

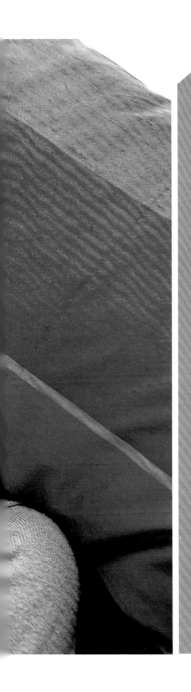

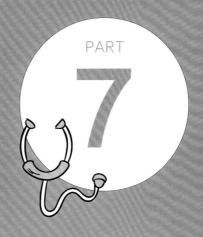

肾阴虚证高血压
——滋补肾阴

肾阴虚证高血压的常见表现有：

◆ 咽干颧红，齿松发脱，溲黄便干，舌红少津；

◆ 头晕耳鸣，腰膝酸痛，形体消瘦；

◆ 五心烦热，失眠多梦，潮热盗汗；

◆ 男子兼见阳强易举、精泄梦遗、早泄，女子经少或经闭、崩漏。

认识肾阴虚证高血压

医案

● 刘先生　男　55岁

　　刘先生患高血压5年。自述5年前起，经常口干、腰酸、多梦、心悸，后来血压逐渐升高，曾用美托洛尔、氨氯地平等治疗，效果不佳，来医院寻求中医治疗。观其形体消瘦、面容憔悴，有口干、心烦、失眠多梦、大便干结、舌红、少苔、脉沉细数等症状。给镇肝息风汤治疗，用药如鳖甲、龟板、知母、生地、白芍等治疗，前后一个月左右，症状明显改善，血压平稳。

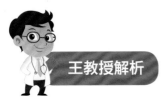

王教授解析

　　该患者属于典型的肾阴虚证高血压。肾阴虚的特点主要是患者经常出现腰酸、腰痛、口干、心烦、失眠、多梦、眩晕、舌红，苔少或无，脉沉细。主要见于过度操劳、长期失眠，或纵欲过度等因素，导致劳伤精血、耗伤肾阴，出现肾阴不足、脏腑失荣及上述症状。治疗重在滋养肾阴，常用生地、白芍、鳖甲、龟板之类，有较好疗效。

高血压小知识

　　肾藏真阴真阳，真阴，即肾精肾水。若肾水不足，水不涵木，至肝木失养，阴不制阳，阳亢于上，出现眩晕、头痛、血压升高等。临床上肾阴虚证与肝阳上亢证常可同时出现，前者为因，后者为果。治疗这类型的高血压，重在滋阴以治本，佐以平肝潜阳，标本兼治，效果会更好。

生活中引起肾阴虚证的行为习惯

① 纵欲伤肾。多因性生活过于频繁，或有手淫习惯等，导致肾精消耗过多，出现肾阴虚证。

② 久思伤脾。脾为后天之本，气血生化之源。若所愿不得，久思伤脾，脾失运化，水谷精微不能及时变化而为血。血为阴，血不足则阴虚，出现阴虚症状。

③ 过度劳累。人类起居贵在有节。若长期连续作战，疲劳工作，尤其长期熬夜，睡眠不足，精血津液得不到有效补充，也可形成阴虚证。

古籍说

眩晕、头痛从肾阴虚论治，古代典籍中已多有论述。《黄帝内经》中多次记载了"阴虚"一词，认为随着年龄的增长，阴气消耗，肾精不足，脑髓空虚，从而发为眩晕。从传统医学角度来说，肾阴虚，血脉失养，血脉枯涸，涩滞不通，血行迟滞，也可淤积脉络，瘀血停于上而致头痛、眩晕。因此，肾阴虚是高血压发病之本，日久不除可进一步耗伤阴精，在高血压病中后期的病机演变中占有重要地位。

近年来，现代医学对传统医学的研究不断深入，也为揭示肾阴虚证高血压的客观本质提供了有效手段。

肾阴虚证高血压要这样吃

肾阴虚证高血压患者的饮食应以滋阴补肾的食物为主，特别是黑色食物，如黑芝麻、黑豆、黑木耳、淡菜、核桃、淮山、枸杞子、海带、紫菜、动物肝肾、甲鱼等。饮食上，应注意阴阳寒热温凉的调整，荤素搭配，少吃辛辣、油炸、煎炒之品。下面列举一些常见的食物，适合肾阴虚证高血压患者平时食用。

黑芝麻

《本草经疏》记载："芝麻，气味和平，不寒不热，补肝肾之佳谷也。"尤其是肾虚之人腰酸腿软，头昏耳鸣，发枯发落及早生白发，大便燥结者，最宜食之。

淡菜

《本草汇言》云："淡菜，补虚养肾之药也，此物本属介类，气味甘美而淡，性本清凉，善治肾虚有热。"所以，凡肾虚羸瘦、劳热骨蒸、眩晕盗汗、腰痛阳痿之人，食之最宜。

核桃仁

核桃仁具有补肾固精强腰、温肺定喘、润肠通便的功效。其所含的多种成分可以有效滋养脑部，还可以防止动脉硬化，降低胆固醇，保护肝脏。

淮山

有肾阴虚的症状，可以通过日常吃淮山来调理。淮山除了具有补肺、健脾作用外，还能益肾填精、强健机体，临床上常用治脾胃虚弱、食少体倦、泄泻等病症。

枸杞子

枸杞子是常用的滋补肝肾中药，民间习惯用枸杞子泡茶饮，以调补肝肾。凡更年期女性皆宜食用，肝肾阴亏、阴虚火旺、头晕目眩、腰酸腿软者，食之颇有裨益。

甲鱼

《随息居饮食谱》认为甲鱼"滋肝肾之阴，清虚劳之热"。所以，甲鱼对阴虚血热或阴虚火旺、虚劳骨蒸者来说，更为适宜。甲鱼的背壳，又称鳖甲，也有滋阴补血作用。

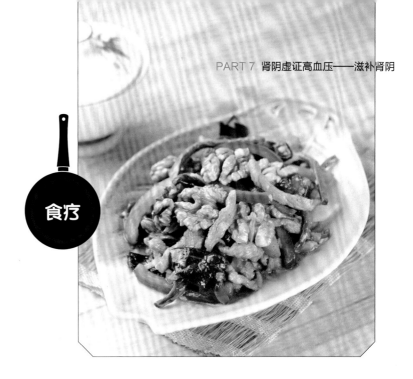

食疗

茶树菇核桃仁小炒肉

材料： 水发茶树菇 70 克，猪瘦肉 120 克，彩椒 50 克，核桃仁 30 克，姜片、蒜末各少许。

调料： 盐 2 克，鸡粉 2 克，生抽 4 毫升，料酒 5 毫升，芝麻油 2 毫升，水淀粉 7 毫升，食用油适量。

做法： ① 茶树菇、彩椒、猪瘦肉洗净切成条；猪瘦肉中加料酒、盐、生抽、水淀粉、芝麻油，拌匀，腌渍 10 分钟。

② 锅中注水烧开，放入茶树菇和彩椒，煮至八成熟，捞出沥干。

③ 起油锅，放入核桃仁炸香，捞出；锅底留油，倒入猪瘦肉翻炒至变色。

④ 放入姜片、蒜末，炒匀，加入茶树菇和彩椒炒匀。

⑤ 放入生抽、盐、鸡粉，炒匀调味，淋入水淀粉炒匀，盛出装盘，放上核桃仁即可。

功效　滋阴、补肾、健脑，可改善因肾阴亏损引起的失眠、健忘、腰酸软、口干、乏力等症状。

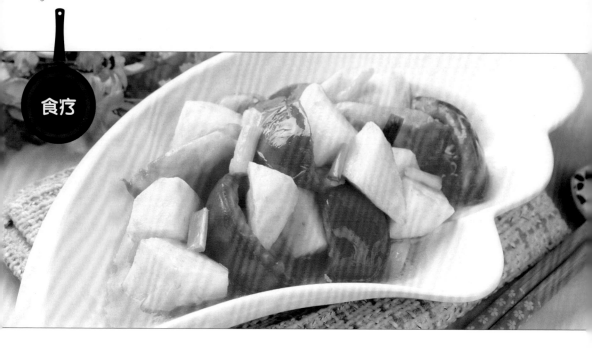

食疗

番茄炒淮山

材料： 去皮鲜淮山 200 克，西红柿 150 克，大葱 10 克，大蒜 5 克。

调料： 盐、白糖各 2 克，鸡粉 3 克，水淀粉、食用油适量。

做法：
① 洗净的鲜淮山切块状，洗好的西红柿切小瓣，处理好的大蒜切片，洗净的大葱切段。

② 锅中注入清水烧开，加入盐、油，倒入淮山，焯煮断生，捞出装盘。

③ 用油起锅，倒入大蒜、葱白、西红柿、淮山，炒匀，加盐、白糖、鸡粉，炒匀。

④ 倒入水淀粉，炒匀，加入葱段，翻炒约 2 分钟至熟即可。

功效 益气养阴，可改善气阴两虚引起的困倦、乏力、口干、纳差、心悸心慌等症状。

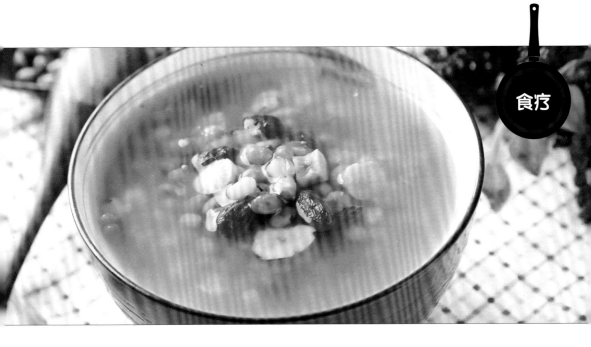

枸杞子牛膝煮绿豆

材料： 水发绿豆 200 克，牛膝、枸杞子少许。

调料： 白糖适量。

做法： ① 砂锅中注入适量的清水大火烧开。

② 倒入备好的牛膝、绿豆，大火煮 30 分钟至析出有效成分。

③ 倒入枸杞子，大火续煮 20 分钟。

④ 加入少许白糖，搅拌片刻，使其溶化至食材入味。

⑤ 关火，将煮好的绿豆盛入碗中即可。

功效　补肾养肝，明目解毒，可改善肝肾阴虚引起的腰酸、下肢酸软、视物不清、口舌生疮等症状。

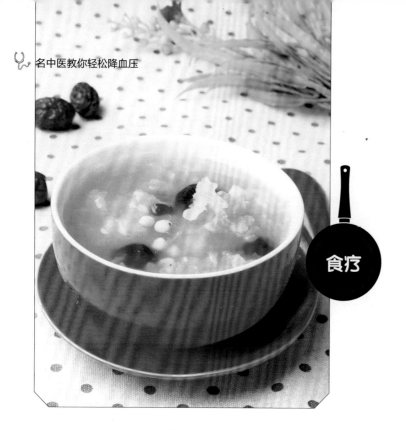

食疗

银耳双红羹

材料：银耳 15 克，红豆 30 克，红枣 15 克。
调料：冰糖适量。

做法： ① 将红豆、银耳、红枣分别泡发好。

② 将泡好的银耳切去根部，切成小朵，装入盘中备用。

③ 砂锅中注入清水，倒入银耳、红豆、红枣，拌匀，煮至析出有效成分。

④ 放入冰糖，拌匀，续煮至冰糖溶化，稍稍搅拌至入味，将煮好的汤装入碗中即可。

功效 滋阴养血，可改善阴血不足所致的眼花、头晕、多梦、心悸等症状。

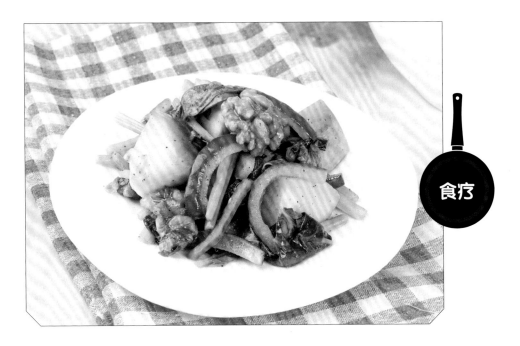

核桃苹果拌菠菜

材料： 苹果 80 克，核桃仁 70 克，菠菜 150 克，洋葱 40 克。

调料： 盐、白胡椒粉、橄榄油各适量。

做法：
① 洗净的苹果去核，切小块；择洗好的菠菜切段；洗净的洋葱切丝。

② 锅中注水烧开，倒入菠菜段，汆煮至断生，捞出，沥干。

③ 热锅中倒入适量橄榄油，倒入洋葱丝炒香，倒入苹果块、核桃仁，快速翻炒均匀，倒入备好的菠菜，翻炒均匀。

④ 加入盐、白胡椒粉，搅拌至入味，将拌好的菜肴盛入盘中即可。

功效 补肾健脑，可改善肾精不足引起的失眠、健忘、精力不集中、腰膝酸软等症状。

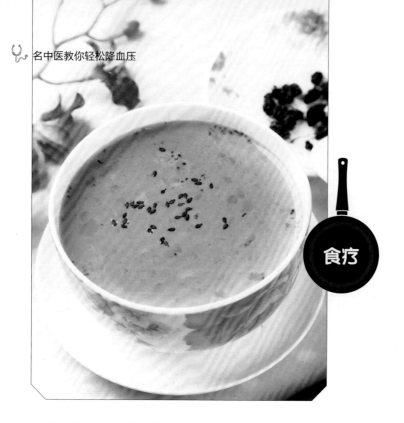

食疗

芝麻桑葚奶

材料： 桑葚（干）10 克，黑芝麻 20 克，牛奶 300 毫升，冰糖 20 克。

做法： ① 砂锅中注水烧开，倒入黑芝麻，拌匀。

② 盖上盖，用大火煮开后转小火续煮 15 分钟至熟。

③ 揭盖，加入桑葚干，倒入冰糖，拌匀至冰糖溶化，加入牛奶，拌匀。

④ 盖上盖，用小火续煮 10 分钟至甜汤入味。

⑤ 揭盖，搅拌一下，将煮好的甜汤盛入碗即可。

功效 滋阴补血，可改善精血不足引起的头昏、记忆力减退、头发脱落、早白、面色萎黄等症状。

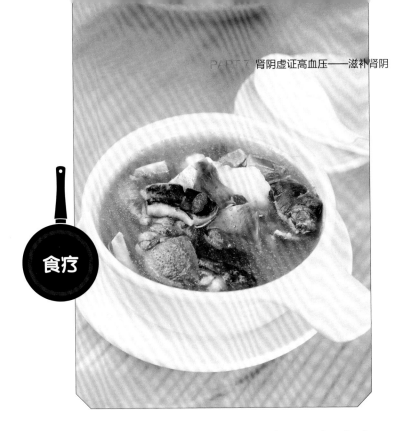

淮山陈皮枸杞子甲鱼汤

材料: 甲鱼 400 克，淮山 5 克，姜片、枸杞子、陈皮各少许，高汤适量。

做法: ① 锅中注水烧热，放入处理好的甲鱼，汆去血水，捞出过冷水。

② 另起锅，注入高汤，加入陈皮、姜片、淮山、甲鱼，拌匀，煮 1 ~ 3 小时至食材煮透。

③ 加入适量枸杞子，煮 30 分钟，揭开锅盖，搅拌均匀，将煮好的汤盛入碗中即可。

 功效 滋阴补肾，用于肾阴不足引起的口干、腰酸、失眠多梦、腹胀、纳差、头昏眼花等症状。

肾阴虚证高血压的 日常生活

改掉不良生活习惯

有统计表明，烟酒成瘾者肾虚的患病率和复发率都比不沾烟酒者高得多。这是因为酒精会增加高血压并发心脑血管疾病的概率，饮酒可使心率增快，血管收缩，血压升高，还可促使钙盐、胆固醇等沉积于血管壁，加速动脉硬化，需要引起重视。

注重锻炼身体

每天保持适量运动，并根据个人的不同情况逐渐控制运动量。运动初期，可在不影响身体舒适度的情况下慢跑，以疲劳度控制慢跑时间。有数据显示，经常进行腰部活动，可以健运命门，补肾纳气。

保持精神健康

阴虚则火旺，火旺则气燥，这也是肾阴虚证高血压人群容易心烦气躁的原因之一。《黄帝内经》反复论述了不良的精神心理状态对人体脏器所造成的损伤，认为"怒伤肝""喜伤心""思伤脾""忧悲伤肺""恐伤肾"，提倡清心寡欲、静养心神。

适合肾阴虚证高血压的 运动

1 腹式呼吸

腹式呼吸是指通过深呼吸将新鲜的氧气吸入肺内，不仅能够增加人体血液中的氧含量，减少血液中二氧化碳的浓度，同时还能起到促进血液循环、扩张血管、降低血压的作用。具体操作为：取仰卧姿势，双臂垂放在身体两侧，小腿部适当垫高，闭上眼睛，去除杂念。先缓缓吸气，自然地使小腹慢慢隆起，然后缓慢呼气，让小腹缓缓地凹陷。每次呼吸过程控制在 15 秒比较适宜。一般每次腹式呼吸持续进行 20~30 分钟即可停止，每天进行 2~3 次。

2 单举手降压

全身放松，自然站立，两脚分开与肩同宽，两臂在体侧自然下垂。左手翻掌从左侧朝上举，举到头顶上，掌心朝上，指尖向右，同时右手朝上移，移动含劲，移到腰间；接着左掌尽力朝上托，右手掌心朝下，指尖向前，用力下按。然后左手从体侧放下，掌心朝下，右手从体侧上举，举到头顶，掌心朝上，指尖向左，而后右掌用力向上托，左掌用力向下按。

3 足底按摩

涌泉穴（位于足底部，蜷足时足前部凹陷处，即足底第 2、3 跖趾缝纹头端与足跟连线的前 1/3 与后 2/3 交点上）是浊气下降的地方，经常按摩涌泉穴，每日反复推揉 100 ~ 200 下，搓至掌心和足心均有热感为止，可益精补肾，强身健体，防止早衰，并能舒肝明目，清喉定心，促进睡眠，增进食欲。

肾阴虚证高血压的**艾灸疗法**

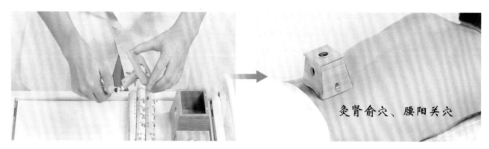

灸肾俞穴、腰阳关穴

1 取一段艾条，固定于艾灸盒顶盖上，点燃艾条上端，放于艾灸盒内，灸肾俞穴、腰阳关穴 10~15 分钟，至患者感觉局部温热舒适而不灼烫为宜。

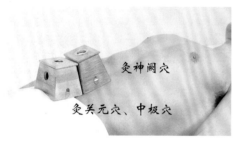

灸神阙穴

灸关元穴、中极穴

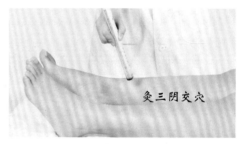

灸三阴交穴

2 将燃着的两个艾灸盒一个放于神阙穴上，一个放于关元穴、中极穴上，一同灸 10~15 分钟，至患者感觉局部温热舒适而不灼烫为宜。

3 找到三阴交穴，用艾条以温和灸法灸 10 ~ 15 分钟。

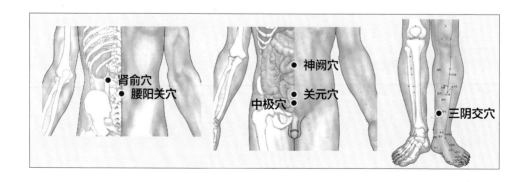

肾俞穴
腰阳关穴

神阙穴
中极穴 关元穴

三阴交穴

肾阴虚证高血压的**按摩疗法**

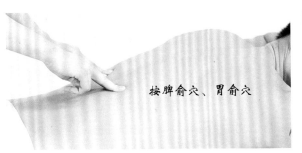

按脾俞穴、胃俞穴

1 双手食指、中指并紧同时放于脾俞穴上，点揉 3~5
分钟；食指、中指指腹同时放于胃俞穴上，点揉
3~5 分钟。

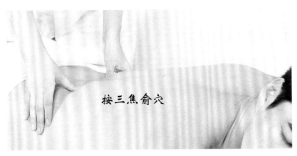

按三焦俞穴

2 将双手大拇指同时放于三焦俞穴上，其余四指附于
患者腰部，微微用力压揉，以局部有酸胀感为宜。

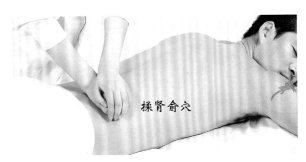

揉肾俞穴

3 双手交叠，放在肾俞穴上，用手掌根部揉按 1~3
分钟，力度由轻到重。

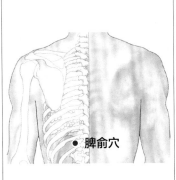

● 脾俞穴

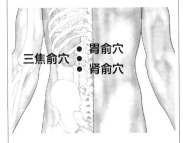

三焦俞穴

● 胃俞穴
● 肾俞穴

肾阴虚证高血压的**足浴疗法**

配方1

配方 黄芪 25 克，熟地黄 15 克，枸杞子 15 克，远志 10 克。

用法 将上述药物一起加 3000 毫升水，武火煮沸后再转文火煎半小时，滤除药渣，将药液倒入盆中，待温度不烫时，放入双足浸泡 15 ~ 30 分钟。

功效 益气健脾，补肾养血。

配方2

配方 黄精 20 克，首乌 20 克，桑葚 20 克，女贞子 20 克，墨旱莲 20 克。

用法 将上述药物一起加 3000 毫升水，武火煮沸后再转文火煎半小时，滤除药渣，将药液倒入盆中，待温度不烫时，放入双足浸泡 15 分钟。

功效 补益肝肾，延缓衰老。

配方3

配方 熟地黄、蛋皮、淮山各 15 克，黄芪 10 克，当归、茯苓、山茱萸各 12 克，泽泻 9 克。

用法 将以上药物一起加 3000 毫升水，武火煮沸后再转文火煎 20 分钟，滤除药渣，将药液倒入盆中，待温度适合时，放入双足浸泡 15~30 分钟。

功效 滋阴补血，益精填髓。

肾阴虚证高血压的
降压中药

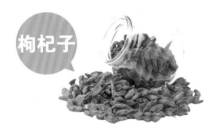

枸杞子是常见的药食两用中药材，有降低血压、降低胆固醇和防止动脉硬化形成的作用，并能保护肝脏，改善肝功能，适合肝阳上亢、阴虚阳亢的高血压及心脑血管疾病的患者食用。

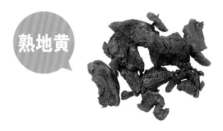

熟地黄善滋补肾阴、填精益髓，为补肾阴之要药。常用治血虚萎黄、月经不调、肝肾阴亏、潮热盗汗、腰膝酸软等肝肾阴虚、血虚诸症。以其为主药的六味地黄汤对大鼠实验性肾性高血压有明显的降压作用。

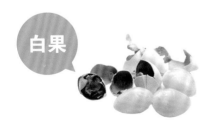

白果所含的黄酮类成分对脑血栓、高血压、冠心病等有特殊的疗效，具有通畅血管、保护肝脏、改善大脑功能、治疗老年痴呆症和脑供血不足等作用。

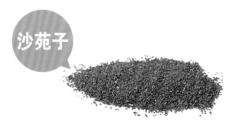

沙苑子具有补肾固精、养肝明目的功效，主治肾虚腰痛、阳痿遗精、遗尿尿频、头昏目花等肾阴虚证。现代药理认为，沙苑子总黄酮有降压和明显降低血清胆固醇的作用。

肾阴虚证高血压的
中草药茶饮

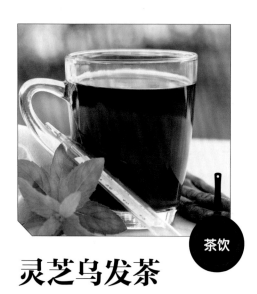

茶饮

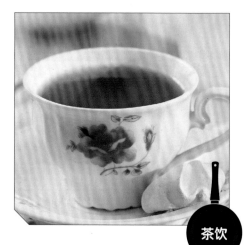

茶饮

灵芝乌发茶

材料：灵芝 5 克，甘草、何首乌、熟地各少许。

做法：① 砂锅中注入适量清水烧热，倒入灵芝、甘草、何首乌、熟地，拌匀。

② 盖上盖，烧开后用小火煮约 15 分钟至药材析出有效成分。

③ 揭盖，关火后捞出药材，将煮好的药茶装入杯中，待稍微放凉后即可饮用。

山茱萸五味子茶

材料：山茱萸 10 克，五味子 10 克，益智仁 10 克。

做法：① 砂锅中注入清水烧开，放入山茱萸、五味子、益智仁。

② 盖上盖，用小火煮 20 分钟至其析出有效成分。

③ 揭开盖，将煮好的药膳茶滤入杯中，静置一会儿，待稍微放凉后即可饮用。

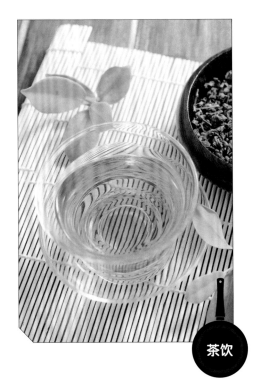

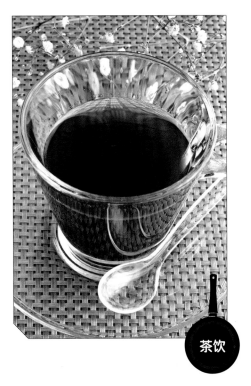

石斛枸杞子茶

材料：枸杞子 5 克，石斛 3 克。

调料：冰糖适量。

做法：
① 砂锅中注入适量清水，用大火烧开，倒入备好的石斛，搅匀。

② 盖上锅盖，用中火煮 20 分钟至其析出有效成分。

③ 关火后揭开锅盖，捞出石斛，将冰糖、枸杞子装入杯中，盛入煮好的药汁，浸泡片刻即可。

黄精首乌桑寄生茶

材料：何首乌 20 克，黄精 15 克，桑寄生 10 克。

做法：
① 砂锅中注入清水烧开，放入备好的药材，煮沸后用小火煮至其析出有效成分。

② 揭盖，拌匀，转中火略煮片刻，关火。

③ 滤取茶汁，装入茶杯中，趁热饮用即可。

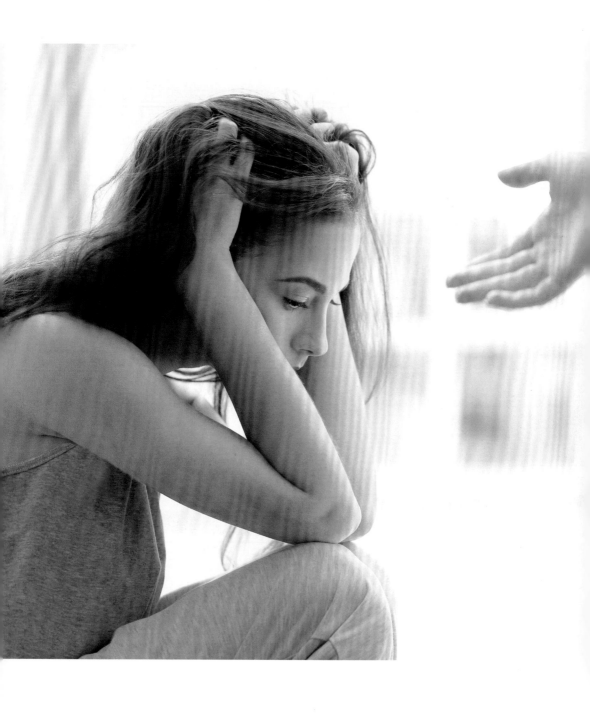

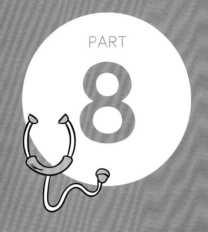

PART

8

肝郁证高血压
——疏肝理气

肝郁证高血压的常见表现有：

◆ 眩晕、头痛且伴有头昏；

◆ 精神不振、心情抑郁、多疑善虑、梦多易惊、疲乏
无力；

◆ 胸部堵闷，喜叹气，以长出一口气为畅快；

◆ 胁肋胀痛，舌质色黯或有瘀斑，脉象沉弦或弦涩；

◆ 妇女月经错后，经来两乳及腹部发胀作痛。

认识肝郁证高血压

医案

●赵女士　女　50岁

赵女士患高血压一年余，自述一年前起，因家务事不顺心，出现沉默寡言，开始未引起家人注意。后家人发现患者说话越来越少，渐至不愿与人交流，有时还喃喃自语，经常诉说胸闷、憋气、失眠、饮食不香，到医院检查发现血压升高，诊断为抑郁症、高血压病，曾用文拉法辛、黛力新、氨氯地平等治疗，效果欠佳，遂来求治于中医。中医辨证为气郁证，用舒肝解郁的方法治疗，方用逍遥散加减治疗，一个月左右，病情明显好转，血压下降。

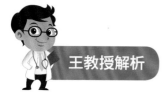 **王教授解析**

该患者病由情志所伤，气郁不舒，郁结在胸，郁久不解所致，属于明显的气郁证高血压。逍遥散是专门治疗肝气郁结的方子，它由柴胡、白芍、当归、白术、茯苓等组成，能疏肝理气，调理气血，可使气血条畅，血脉通畅，血压自然就能降下来。

高血压小知识

气郁证，主要指的是肝气郁结。肝的生理功能是主疏泄情志，主藏血，其特点是喜条达而恶抑郁，就像春天的杨柳枝条一样，喜欢自由自在，不喜欢被压抑。若一些忧愁烦恼不得排解，就会导致肝气郁结。中医认为，气为血率，气行则血行，气滞则血瘀，所以，肝气郁结会引起气机郁滞不通，进一步发展，会引起血液流通不畅，甚至形成瘀血，阻滞经脉，形成血压升高。

生活中引起气郁证的行为习惯

① 要求过高，所愿不遂。对自己的生活、工作要求过高，或者对某种物质、荣誉追求过高，但条件不成熟，不能如愿，又存在心里，不能化解，久而久之，可形成气郁证。

② 正气虚弱。中医认为，"生病起于过用"，外来的不良刺激，对于正常人来说，一般会很快处理或排解掉，而对于正气虚弱之人，则找不到排解的方法，积压在心里，形成气郁证。正如中医所说："当事之时，勇者气行则已，怯者则着而为病也。"

③ 气郁体质。中医把人的体质分为九种，其中一种就是气郁质。这类患者对外界所有的不良刺激都不能正常接受，凡事比较敏感，好往坏处想，心理压抑，有事不愿与人沟通。这类人易患气郁证高血压。

古籍说

《黄帝内经》载有"诸风掉眩，皆属于肝"。肝主疏泄，调畅情志，情志失疏则致肝气郁结。"气有余便是火"；"肝气、肝火、肝风，三者同出异名"；"三者指名虽异，但其演变一贯，其发病在于肝郁"。因此，高血压总离不开肝气郁结。

肝郁证高血压多见于早期、中期高血压及部分临界高血压，且常因情志的波动而出现血压值极不稳定的情况。

肝郁证高血压的营养配餐

　　肝脏是人体最大的消化、代谢器官，假如肝气郁结严重，对肝脏也会造成伤害。肝郁证高血压要避免生冷、油炸、难消化食物，可以适当多吃一些疏肝理气、降肝火的食品，如西红柿、芹菜、茼蒿、胡萝卜、莲藕、香菜、八角、菠菜、草鱼等。下面列举一些对肝郁证高血压人群有较好调理作用的食物。

茼蒿
茼蒿含有特殊香味的挥发油，有助于宽中理气、消食开胃、增加食欲。对于肝郁气滞所致的善怒、频频叹气、胸胁胀痛等症状，也有一定的改善作用。

胡萝卜
胡萝卜具有行气化滞、健脾消食的功效，其中所含的某些成分，如槲皮素、山标酚能增加冠状动脉血流量，降低血脂，促进肾上腺素的合成，还有降压、强心作用。

香菜
《本草纲目》认为："胡荽，辛温香窜，内通心脾，外达四肢，能辟一切不正之气。"《嘉祐本草》则认为："消谷，治五脏，补不足……拔四肢热，止头痛，通心窍。"

八角
八角可以温阳散寒、理气止痛，主要成分是茴香油，它能刺激胃肠神经血管，促进消化液分泌，增加胃肠蠕动，有健胃、行气的功效，有助于缓解痉挛、减轻疼痛。

菠菜
菠菜是餐桌上经常能看到的一道菜，具有补血、利五脏、美容、活血脉的功效，可用于贫血、流感、夜盲症、高血压、糖尿病、痔疮等病症的辅助治疗，是补血之佳品。

草鱼
草鱼含有丰富的不饱和脂肪酸和硒元素，经常食用有促进血液循环的功效，是心血管病人的良好食物，对肿瘤也有一定的防治作用。

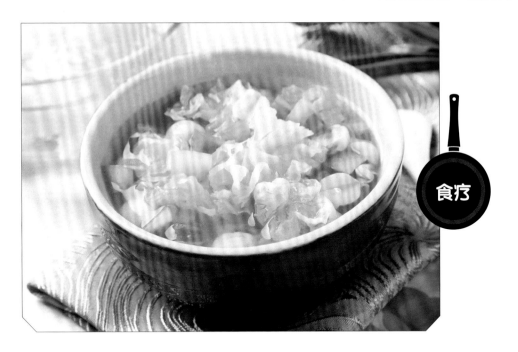

木瓜莲子炖银耳

材料： 泡发银耳 100 克，莲子 100 克，木瓜 200 克，冰糖 20 克。

做法： ① 砂锅中注入适量清水，倒入泡发银耳、莲子，拌匀。

② 盖上盖，大火煮开之后转小火煮 90 分钟至食材熟软。

③ 揭盖，放入切好的木瓜、冰糖，拌匀，盖上盖，小火续煮 20 分钟至析出有效成分。

④ 揭盖，搅拌一下，将炖好的汤料盛入碗中即可。

 功效 　滋阴养心，解郁安神，可改善气郁化火引起的心悸心慌、心神不宁、夜寐不安、口渴便秘等症状。

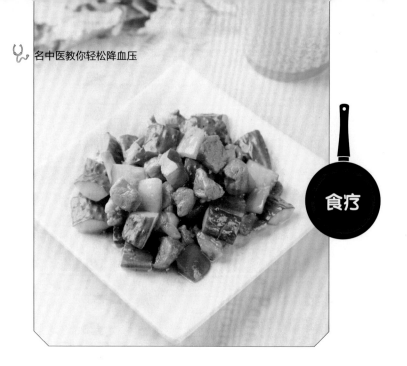

食疗

彩椒黄瓜炒鸭肉

材料： 鸭肉 180 克，黄瓜 90 克，彩椒 30 克，小茴香 5 克，姜片、葱段各少许。

调料： 生抽 5 毫升，盐 2 克，鸡粉 2 克，水淀粉 8 毫升，料酒、食用油各适量。

做法： ① 洗净的彩椒去籽，切成小块；洗好的黄瓜去瓤，再切成块。

② 鸭肉中加生抽、料酒、水淀粉，腌渍入味，备用。

③ 油爆姜片、葱段，倒入腌好的鸭肉，快速翻炒至变色。

④ 淋入料酒，炒香，放入彩椒，翻炒均匀，倒入黄瓜、小茴香炒匀。

⑤ 加入盐、鸡粉、生抽、水淀粉，翻炒至食材入味即可。

功效 行气开胃，可改善肝气郁结、肝胃不和引起的郁郁寡欢、不思饮食或食后腹胀等症状。

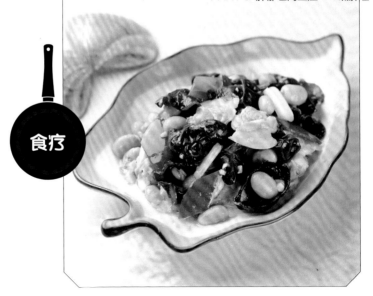

蛤蜊炒毛豆

材料： 蛤蜊肉 80 克，水发木耳 40 克，毛豆仁 80 克，彩椒 50 克，蒜末、葱段各少许。

调料： 食用油、料酒、盐、鸡粉、花椒粉、水淀粉各适量。

做法： ① 木耳、彩椒洗净，切成小块。

② 锅中注水烧开，放入盐，淋入食用油，放入洗好的毛豆，略煮片刻。

③ 倒入木耳、彩椒，煮至八成熟，捞出全部食材，沥干水分，待用。

④ 油爆蒜末、葱段，放入洗净的蛤蜊肉，炒匀，倒入其余食材，淋入料酒，炒香。

⑤ 加入盐、鸡粉、花椒粉，炒匀调味，淋入少许水淀粉，快速翻炒均匀即可。

 功效 理气和胃，可改善肝郁气滞引起的脾胃呆滞、食欲不振、纳食不香、心情抑郁等症状。

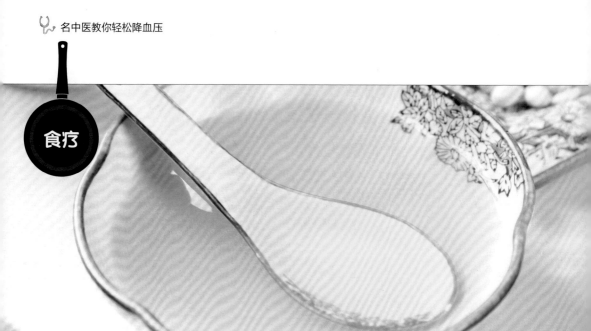

食疗

黄豆香菜汤

材料： 水发黄豆 220 克，香菜 30 克。

调料： 盐少许。

做法： ① 将洗净的香菜切长段。

② 砂锅中注水烧热，倒入洗净的黄豆，盖上盖，大火烧开后转小火煮约 30 分钟，至食材熟软。

③ 揭盖，按压几下，再撒上切好的香菜，搅散，盖上盖，用小火续煮约 10 分钟，至食材熟透。

④ 揭盖，搅拌几下，关火后将煮好的黄豆汤汁滤在碗中，饮用时加入少许盐，拌匀即可。

功效 疏肝健脾，可改善肝气郁结引起的脾胃呆滞、食欲不振、心情郁闷等症状。

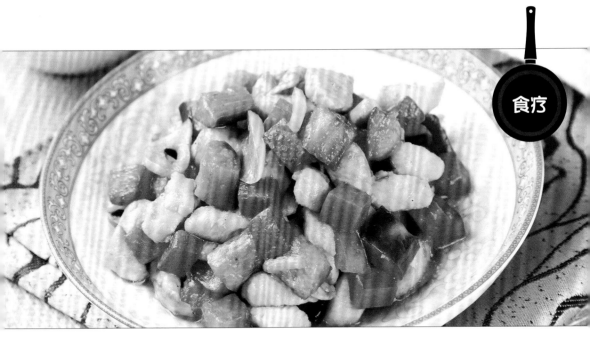

食疗

胡萝卜鸡肉茄丁

材料： 去皮茄子 100 克，鸡胸肉 200 克，去皮胡萝卜 95 克，蒜片、葱段各少许。

调料： 盐、白糖、胡椒粉、茴香粉、蚝油、生抽、水淀粉各少许，料酒10 毫升，食用油适量。

做法：
① 洗净去皮的茄子、胡萝卜切丁；洗净的鸡胸肉切丁，加盐、料酒、水淀粉、食用油，腌渍入味。

② 起油锅，倒入鸡肉丁，炒至变色，盛出；另起油锅，倒入胡萝卜丁，炒匀，放入葱段、蒜片，炒香，倒入茄子丁，炒至食材微熟。

③ 加入料酒，注入清水，搅匀，加盐，焖 5 分钟，倒入鸡肉丁，加蚝油、胡椒粉、茴香粉、生抽、白糖，炒至入味即可。

功效 健脾益气，行气和胃，可改善食欲，增加食量，缓解情绪紧张等症状。

肝郁证高血压
日常起居注意事项

饮食平衡

食物中的蛋白质、碳水化合物、脂肪、维生素、矿物质等要保持相应的比例，同时保持五味不偏，尽量少吃辛辣食品，多吃新鲜蔬菜、水果，不暴饮暴食或饥饱不匀。

多喝水

多喝水可补充体液，增强血液循环，促进新陈代谢，还可促进腺体，尤其是消化腺和胰液、胆汁的分泌，以利消化、吸收和废物的排除，减少代谢产物和毒素对肝脏的损害。

戒烟酒

过多地吸烟酗酒，一氧化碳会与体内的血红蛋白结合减慢血液循环，尤其是肝郁血瘀体质，会致使体内累积更多的痰浊，从而使身体某处的血液堵塞，形成瘀血。

肝脏代谢酒精的能量是有限的，高血压患者如果贪杯过量，肝所受的伤害更大。

肝郁证高血压 可以这样运动

1 同步甩手

全身放松，自然站立，两脚分开与肩同宽，双手举起，举至头顶两侧，然后同步向上和向下甩手，重复做 30~50 次。

2 捶打上臂

双腿弓步站立，双手交替互打左右上臂，右手打左手上臂，左手打右手上臂，重复做 30~50 次。

3 高抬腿握拳

做高抬腿动作的同时双手握拳，交替上下挥动，重复做 30~50 次。

4 左右甩手

双腿弓步站立，张开双手，分别向前后与肩膀成 45 度角的方向用力甩手，左右交替进行，重复做 30~50 次。

5 空跳绳

双手呈握绳的姿势，然后模仿跳绳的动作，重复做 30~50 次。

6 捶打上臂

重复第二节（捶打上臂）的动作，连续做 30~50 次。

7 自然抖手

双腿弓步站立，双手自然下垂、抖动，可同时伴随头部的左右转动，重复做 30~50 次。

8 空跳绳

重复第五节（空跳绳）的动作，重复做 30~50 次。

肝郁证高血压的**艾灸疗法**

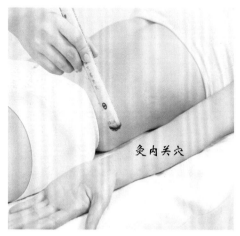

灸内关穴

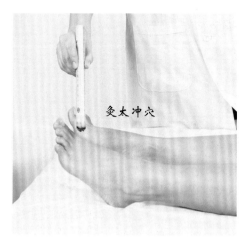

灸太冲穴

1 将艾条一端点燃，找到内关穴，用艾条以雀啄灸法灸 10~15 分钟。

2 找到太冲穴，用艾条以雀啄灸法灸太冲穴 10~15 分钟。

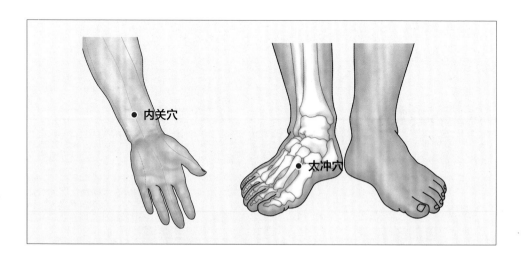

• 内关穴

• 太冲穴

肝郁证高血压的**按摩疗法**

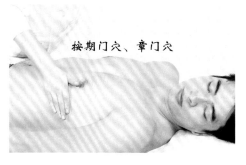

按期门穴、章门穴

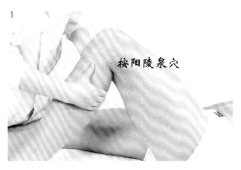

按阳陵泉穴

1 掌心向下，指尖向外放于双乳下、肋骨上，用手掌鱼际按揉期门穴、章门穴，左右各按揉 1~3 分钟。

2 用拇指指尖掐按阳陵泉穴，力度略重，有酸胀感为宜，左右各 1~3 分钟。

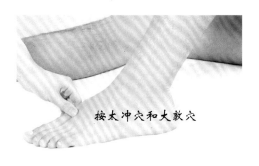

按太冲穴和大敦穴

3 用拇指指尖从上到下垂直按揉太冲穴和大敦穴，有胀、刺痛感为度，先左后右，各按揉 1~3 分钟。

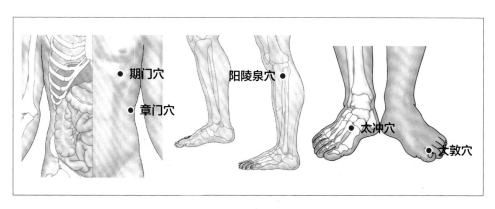

● 期门穴
● 章门穴
阳陵泉穴 ●
● 太冲穴
● 大敦穴

肝郁证高血压的**足浴疗法**

配方 香附 20 克，佛手 20 克，柴胡 20 克，陈皮 20 克，郁金 10 克，丹参 10 克，泽兰 10 克。

用法 将以上药物一起加 3000 毫升水，武火煮沸后再转文火煎半小时，滤除药渣，将药液倒入盆中，待温度不烫时，放入双足浸泡 20~30 分钟。

功效 疏肝理气，解郁。

配方 红萝卜 500 克，金橘叶 40 克，青皮、香橼皮、川芎各 15 克。

用法 将以上药物一起加 3000 毫升水，武火煮沸后再转文火煎半小时，滤除药渣，将药液倒入盆中，待温度不烫时，放入双足浸泡 20~30 分钟。

功效 疏肝解郁，理气消胀。

配方 高良姜 20 克，制香附 20 克，生姜 10 克，白酒 20 毫升，醋 20 毫升。

用法 将上述药物一同捣烂，加 2000 毫升清水煎 20 分钟，弃渣取汁，倒入足浴桶，将水温调至适合后足浴 20~30 分钟。

功效 疏肝行气，散寒止痛。

肝郁证高血压的
降压中药

青木香

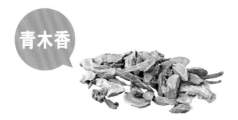

玫瑰花

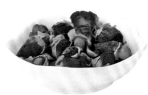

青木香除行气止痛外，又能疏肝熄风、解毒消肿，广泛用于治疗肝胃气滞所致的胸胁胀痛、脘腹疼痛、泻痢腹痛。此外，其有效成分木兰花碱对肝郁证高血压也有显著降压作用。

现代药理学研究表明，玫瑰提取物对实验性高血压模型小鼠有一定的降压作用。此外，中医认为，玫瑰花有疏肝解郁、醒脾和胃、行气止痛之功，适合肝郁症患者调理使用。

佛手

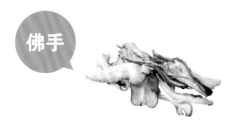

香附

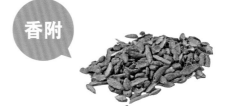

佛手与木香、香附作用类似，均为疏肝理气类药物，有理气化痰、止呕消胀、舒肝健脾、和胃等多种药用功能。其醇提取物还可以扩张冠状动脉血管，增加冠状动脉血流量，对肝郁证高血压有良好的改善作用。

香附常用于调治肝郁气滞引起的胸胁胀痛、月经不调、消化不良、乳房胀痛等症状。现代医学研究发现，其总生物碱、苷类、黄酮类及酚类化合物的水溶液有强心、减慢心律及降低血压的作用，因此也常被用治肝郁证高血压。

肝郁证高血压的
中草药茶饮

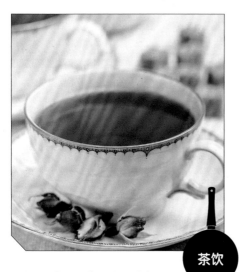

茶饮

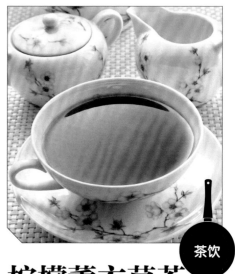

茶饮

玫瑰香附茶

材料：玫瑰花 1 克，香附 3 克。

调料：冰糖适量。

做法： ① 取一个茶杯，倒入备好的香
附、玫瑰花、冰糖。

② 注入适量开水，盖上盖，泡
约 10 分钟至药材析出有效
成分。

③ 揭盖，趁热饮用即可。

柠檬薰衣草茶

材料：柠檬片 10 克，薰衣草 6 克，
柠檬汁少许。

调料：白糖 3 克。

做法： ① 取一个茶杯，放入薰衣草，
加入白糖。

② 注入适量开水至八九分满。

③ 倒入柠檬汁，拌匀，放上柠
檬片即可。

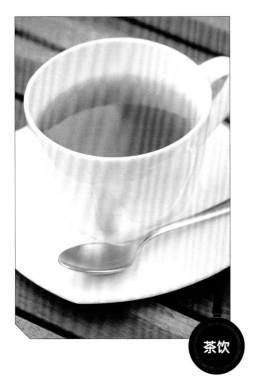

茶饮

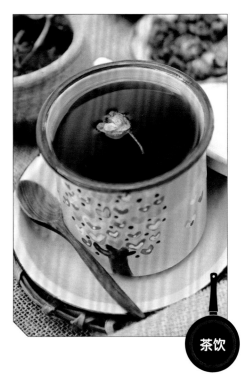

茶饮

迷迭香玫瑰茶

材料： 迷迭香5克，甘草、玫瑰花各少许。

做法： ① 砂锅中注入清水烧开，倒入甘草、迷迭香。

② 盖上盖，用小火煮约15分钟至其有效成分析出，揭盖，转小火保温，待用。

③ 取一个茶杯，放入备好的玫瑰花，倒入锅中的药汁，泡约5分钟至散出玫瑰香即可。

陈皮乌梅枸杞子茶

材料： 陈皮8克，枸杞子10克，乌梅40克，冰糖20克。

做法： ① 砂锅中注入适量清水烧开，倒入洗净的陈皮、枸杞子，放入乌梅，搅匀。

② 盖上盖，用小火煮20分钟，至药材析出有效成分。

③ 揭开盖子，放入冰糖，搅匀，煮至冰糖溶化即可。

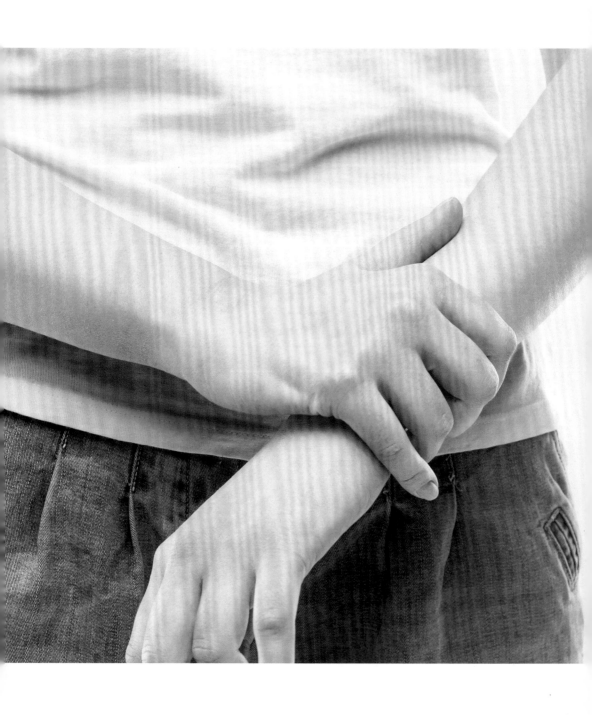

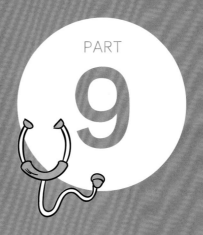

PART

9

血瘀证高血压
——活血化瘀

血瘀证高血压如何自我判断：

◆ 肢体麻木、头痛，且头痛部位固定，或通乳锥刺；

◆ 心悸、健忘、心前区憋闷或刺痛；

◆ 唇色偏暗，舌有瘀斑、瘀点，舌下脉络瘀紫，脉沉弦或涩。

认识血瘀证高血压

医案

● 杜女士 女 67岁

　　杜女士患高血压 20 余年，一直服用降血压药。近年其收缩压达到 150~160 毫米汞柱，而舒张压仅有 60 毫米汞柱左右，经常伴有头晕。到医院检查发现，颈动脉粥样硬化并斑块形成，血管狭窄达到 60% 左右，颅多普勒检查显示脑供血不足，心脏 CT 检查发现有冠状动脉狭窄并斑块形成。患者口唇暗紫，舌淡暗，舌下静脉瘀暗，脉细，诊断为单纯收缩期高血压，辨证为血瘀证，用活血化瘀的丹参、红花、川芎、地龙等治疗，症状慢慢改善，血压控制在正常范围。半年后复查，各项指标都有所好转。

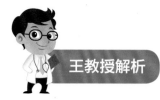

王教授解析

　　该患者属于典型的血瘀证高血压，主要表现是血压差大、动脉硬化甚至斑块形成，口唇暗紫、舌暗等。用活血化瘀方法治疗，可以改善，但不能急于求成，要慢慢来。血瘀证的形成，多是因为患病日久，治疗必须有耐心，有决心。

高血压小知识

　　血压压差大，收缩压升高而舒张压不高，就是动脉硬化、血管弹性减退的一个标志。如果出现斑块形成，口唇暗紫瘀黑，舌下静脉迂曲瘀暗，就是属于中医的血瘀证高血压。其主要是由瘀血阻滞经脉，气血流动不畅，引起血压升高、眩晕等证。应用活血化瘀的方法治疗。

生活中引起血瘀证的行为习惯

① 久坐少动。中医认为久坐伤气，久卧伤肉。缺乏运动锻炼之人，常常出现气虚乏力，推动血液运行无力，血流缓慢，最易形成血瘀证。

② 抽烟。长期抽烟，可造成血管内膜损伤，而血管内膜损伤是斑块形成的主要因素之一。另外，抽烟也会使血液黏稠，加速血瘀形成。

③ 过食肥甘油腻。可引起血脂、胆固醇升高，这些物质容易沉积在血管内膜，使血管硬化及斑块形成而发生血瘀证。

古籍说

《仁斋直指方论》中记载，"瘀滞不行，皆能眩晕"，说的是当人体经络气血瘀滞后都会引发眩晕。造成人体血瘀的原因归纳起来大体有以下几个：

① 气滞致瘀。血液在脉中循环流动，除与心主血脉的功能有关外，还有赖气的温煦推动。气为血帅，气行则血行，气滞则血滞，故肝郁气滞，疏泄失常，则血瘀即成。

② 气虚致瘀。气虚多由岁数高而脏器虚衰，气血亏虚，或思虑劳伤过度，或久病伤气而致。气虚不能帅血，则鼓动无力，可致血液流动缓慢、涩滞沉积，而在经脉中形成血瘀。

③ 痰浊致瘀。因平素饮食不节，肥甘厚味太多，损伤脾胃，或劳倦伤脾，以致脾阳不振，脾运失职，水湿内停，聚集成痰，或肾虚不能化气行水，水泛为痰，痰阻血络，气血运行不畅而成痰浊夹瘀。

④ 肝热致瘀。高血压病患者素来性情急躁，日久肝郁化热，血受热煎熬凝聚，而成热瘀互结，血脉瘀滞而导致血瘀。

⑤ 阳亢致瘀。高血压病阳亢证是在阴虚的基础上派生的，阴虚则津亏液少，势必不能载血循经畅行，加之阳亢燥热内灼，煎熬营血，血行涩滞可导致血瘀。

⑥ 阳虚致瘀。多因久病不愈，阴阳俱虚，阴损及阳，阳虚则阴寒内盛，寒凝血滞而引起血瘀。

血瘀证高血压的
饮食调养

血瘀证高血压患者宜常吃有温经通络、活血化瘀、疏肝理气、柔肝养血等功效的食物，不应多吃大寒大热、耗伤气血的食物。

山楂、柑橘

山楂可以健脾胃、消积滞、行结气、化瘀血，用于血瘀体质伴有脾胃虚弱者的调养，但山楂不宜空腹多吃，会损伤脾胃。柑橘类水果具有芳香、疏肝理气的特点。

蔬菜

许多蔬菜具有活血功能，如韭菜、洋葱等性温，适合阳虚伴有血瘀者食用；生莲藕、黑木耳、竹笋、紫皮茄子、芸薹菜、魔芋等性凉，适合血瘀伴有湿热、阴虚内热者食用。

香辛料

香辛料也具有活血功能，如大蒜、桂皮、生姜等。由于血脉有喜温恶寒的特点，因此，血瘀证高血压患者不宜大量吃生冷寒凉的食物，或者需要配温性食物一起吃。

菌菇类

菌菇类如木耳、银耳等，具有养肝和血、促进身体新陈代谢、改善血液循环、防癌抗癌的作用，因此也很适合血瘀证高血压患者食用。

鱼、虾、螃蟹

鱼、虾、螃蟹等虽然性偏寒凉，但属于高蛋白、低脂肪的食物，经过烹调可纠正其偏性，有助于补益气血、改善血瘀症状。

红糖、糯米酒

红糖、糯米酒、红葡萄酒具有很好的活血、补血作用，尤其适宜血瘀证高血压伴有痛经、经血色暗、血块多、月经推迟等症状的患者食用。

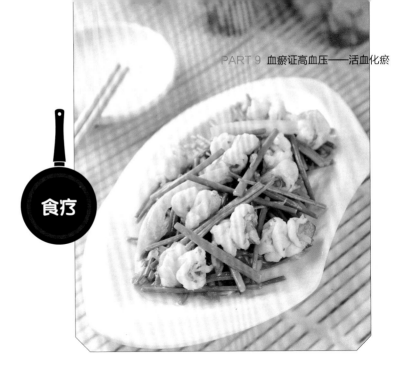

韭菜花炒虾仁

材料： 虾仁 85 克，韭菜花 110 克，彩椒 10 克，葱段、姜片各少许。

调料： 盐、鸡粉各 2 克，白糖少许，料酒 4 毫升，水淀粉、食用油各适量。

做法：
① 将洗净的韭菜花切长段，洗好的彩椒切粗丝。

② 洗净的虾仁由背部切开，挑去虾线，装入碗中，加盐、料酒、水淀粉，拌匀，腌渍约 10 分钟。

③ 用油起锅，倒入虾仁炒匀，撒上姜片、葱段，炒香，淋入适量料酒，炒至虾身呈亮红色。

④ 倒入彩椒丝，炒至其变软，放入韭菜花炒至断生，转小火，加入盐、鸡粉、白糖，用水淀粉勾芡即可。

功效

补肾、行气、活血，可改善肾气不足、气滞血瘀引起的腰膝酸软、肢体麻木等症状。

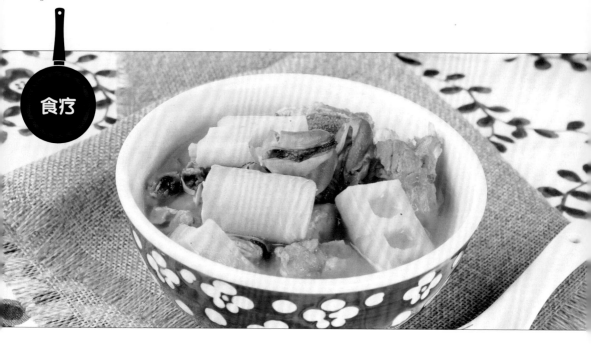

食疗

淡菜竹笋筒骨汤

材料：竹笋 100 克，筒骨 120 克，水发淡菜干 50 克，当归 5 克，三七 5 克。

调料：盐、鸡粉各 1 克，胡椒粉 2 克。

做法： ① 洗净的竹笋切去底部，横向对半切开，切小段。

② 沸水锅中放入洗净的筒骨，汆去腥味和脏污，捞出。

③ 砂锅注水烧热，放入筒骨、当归、三七，倒入泡好的淡菜，放入竹笋，搅匀，煮 2 小时至汤水入味。

④ 加入盐、鸡粉、胡椒粉，搅匀调味，拣出药材即可。

功效　补肾壮骨，活血通脉，可改善肾虚血瘀引起的腰膝无力、肢体麻木、记忆力减退等症状。

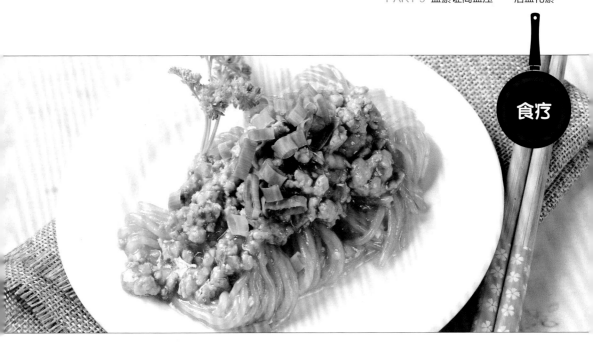

食疗

肉末烧魔芋结

材料: 魔芋小结 200 克,肉末 120 克,虫草花、蒜末、姜末、葱花各少许。

调料: 盐、鸡粉各 2 克,料酒 3 毫升,生抽、水淀粉、芝麻油、食用油
各适量。

做法: ① 锅中注水烧开,倒入洗净的魔芋小结,焯煮至食材断生后捞出。

② 用油起锅,倒入洗净的肉末,炒至其转色,撒上姜蒜末。

③ 淋上料酒、生抽,注入清水,倒入焯过水的魔芋小结、虫草花,拌匀。

④ 加盐、鸡粉调味,再用水淀粉勾芡,淋入芝麻油,炒香,将菜肴
装入盘中,点缀上葱花即成。

功效　活血通脉,用于改善瘀血阻络引起的血脉不通、肢体麻木、头晕、乏
力等症状。

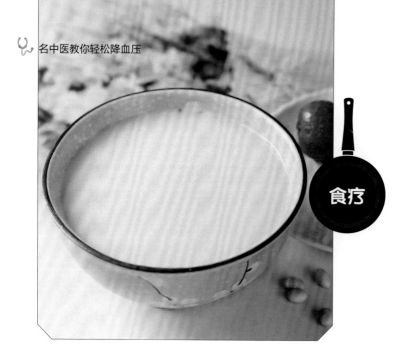

食疗

山楂银耳豆浆

材料：山楂 20 克，水发银耳 50 克，水发黄豆 55 克。

做法：① 洗好的山楂切去两端，去核，将果肉切小块；把洗好的银耳放入碗中，用手撕成小块；将已浸泡 8 小时的黄豆洗净，倒入滤网，沥干。

② 把洗好的黄豆倒入豆浆机中，放入山楂、银耳，注入清水，盖上豆浆机机头，选择"五谷"程序，再选择"开始"键，开始打浆。

③ 待豆浆机运转约 15 分钟，将豆浆机断电，取下机头，把煮好的豆浆倒入滤网，滤取豆浆。

④ 倒入碗中，用汤匙撇去浮沫即可。

功效　降脂开胃，可改善血脂升高、血液黏稠引起的眩晕、胸闷、乏力、纳差等症状。

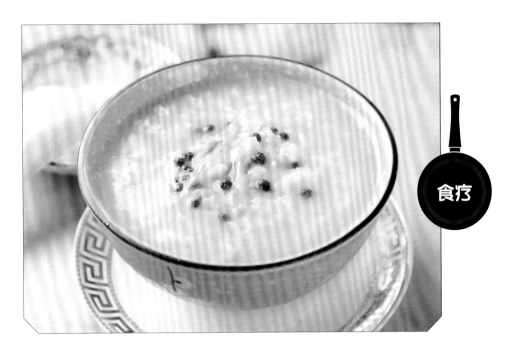

花椒生姜粥

材料： 大米 300 克，生姜 15 克，花椒少许。

做法： ① 洗好的生姜切片，切丝。

② 砂锅中注入适量清水，倒入大米，拌匀，加盖，用大火煮开后转小火煮 30 分钟至大米熟软。

③ 揭盖，倒入姜丝、花椒，拌匀，加盖，续煮 10 分钟至入味。

④ 揭盖，拌匀，关火后将煮好的粥装在碗中即可。

 功效 温经活血，可改善阳气虚弱、寒气侵袭引起的肢体麻木、脘腹冷痛、腹胀、便溏等症状。

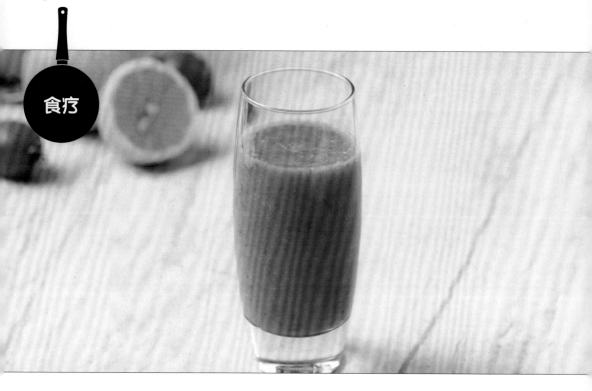

食疗

柑橘生姜苏打汁

材料： 橙子 1 个，柠檬 1/4 个，圣女果 4 个，姜末少许，苏打水 1/2 杯。

做法： ① 橙子去皮，切成一口大小的块。
② 圣女果对半切开。
③ 柠檬挤汁至杯中。
④ 将橙子、圣女果、姜末放入榨汁机，搅拌均匀后倒入杯中，再倒入苏打水即可。

 功效　　行气化痰，可改善肥胖、血脂升高、血压升高、动脉硬化等症状。

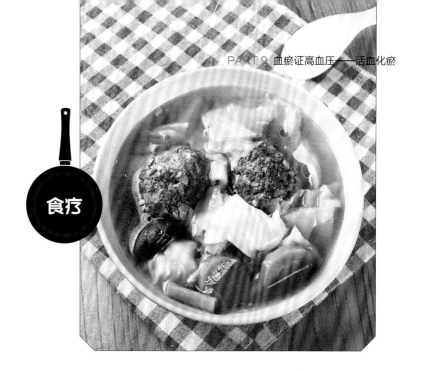

牛肉洋葱蔬菜汤

材料： 牛肉 100 克，包菜 60 克，香菇 15 克，豆角 10 克，大葱、洋葱、去皮胡萝卜各 20 克，益母草适量，大蒜少许。

调料： 盐 3 克，胡椒粉 4 克，黄油 20 克，料酒 5 毫升。

做法：

① 食材洗净，包菜切块，豆角切小段，香菇去蒂，横竖各切一刀成四块，大葱切圆丁，胡萝卜切圆片，大蒜剁成末，洋葱切碎。

② 洗净的牛肉剁成末，加洋葱碎、蒜末，拌匀，加盐、料酒、胡椒粉，腌渍入味，搓成丸子状。

③ 锅中放入黄油，加热至融化，倒入大葱丁爆香，注入清水，放入牛肉丸子，煮至转色，放入胡萝卜片、香菇块、豆角、益母草，搅匀，煮约 1 分钟，放入包菜煮熟。

④ 加入盐、胡椒粉，搅匀调味，稍煮片刻，捡出药材即可。

降压功效 益气活血，可改善气虚血瘀引起的肢体麻木、水肿、胸闷等症状。

血瘀证高血压的生活起居调节

注意调节自身情绪

血瘀证高血压患者应注意调节自身情绪，生活中尽量保持开朗、乐观、愉悦的情绪，七情适度，遇事多沟通、少发怒，多关怀家人朋友，少计较利益得失。心情不好时可多听一些抒情柔缓的音乐来调节情绪，或用感兴趣的活动转移注意力，及时消除不良情绪，防止郁闷不乐或大喜大怒。

作息规律，衣着宽松

血瘀证高血压患者应保持作息规律，保持充足的睡眠，但不可过于安逸，以免气机郁滞而致血行不畅。卧室宜温暖、通风，夜间注意保暖。血瘀证高血压患者日常衣着应以宽松、舒适为主，过于紧身、面料较硬的衣服会阻碍气血运行，也不利于保持心情愉悦。

夏季早晚宜多进行户外运动

血瘀证高血压患者夏季可借助炎热的外界环境，温散气血瘀滞，此时应早睡早起，趁早晚多做户外活动，使身体多出汗、调动气血运行，但须注意随时补足水分、量力而行，避免暴晒、中暑。夜间注意防风寒，不宜直接睡凉席，不宜正对门窗等通风口睡觉，避免空调温度过低。

血瘀证高血压的
运动调治

1 起落呼吸运动

站立，两足分开与肩同宽，两臂由体前慢慢上举到与肩平齐，配合吸气；还原成预备姿势，配合呼气，重复 8~10 次。

2 贯气呼吸运动

站立，两臂由体侧上举过头顶，然后两手下落到头顶的百会穴，配合吸气；两手沿头及身体前面慢慢落下，同时配合呼气，并用意念将内气从上到下贯至足底的涌泉穴，反复进行 6~8 次。

3 左右画圈运动

站立，两臂屈肘于体侧，手心朝上，左手向前伸出，手心转向下，再向外做平面画圈，同时左腿成弓步，还原。再右手画圈。左右交替，各做 8~10 次。

4 半蹲起立运动

两腿半蹲，两臂向前平举，稍停片刻后再起立，反复进行 8~10 次。

5 展臂提腿放松运动

站立，两臂平举，同时右腿屈曲提起，然后两臂与右腿同时下落放松；再展臂提左腿。左右交替各 8~10 次。

6 原地踏步运动

站立，两手叉腰，同时交替抬左右腿，原地踏步。重复踏步 30 次。

7 两臂平展运动

站立，两脚分开与肩同宽，两臂侧平举；手心朝上，开始活动时，腰部略向右侧倾斜，右臂随之缓缓向下，同时左臂慢慢上升，两臂仍保持呈一直线，待左手升至高过头时，逐渐复原成两臂侧平举状态；然后反方向再做。如此为一次完整动作，可连续做 30 次。

血瘀证高血压的**艾灸疗法**

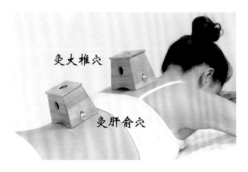

灸大椎穴
灸肝俞穴

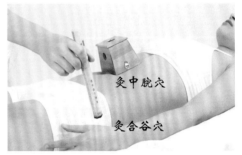

灸中脘穴
灸合谷穴

1 取一段艾条约5厘米，固定于艾灸盒顶盖上，点燃艾条一端，放于艾灸盒内。将燃着的艾灸盒一个放于大椎穴上，一个放于肝俞穴上，一同灸10～15分钟。

2 将燃着的艾灸盒置于中脘穴上灸20～30分钟，同时将艾条一端点燃，用雀啄灸法灸合谷穴10～15分钟，对侧穴位以同样方法操作。

3 将艾条一端点燃，用雀啄灸法灸少海穴10～15分钟，对侧穴位以同样方法操作。

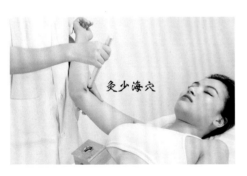

灸少海穴

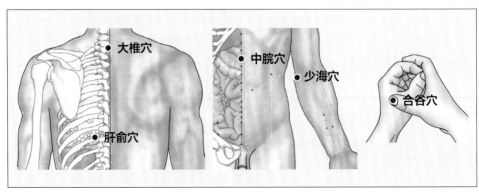

● 大椎穴
● 肝俞穴
● 中脘穴
● 少海穴
● 合谷穴

血瘀证高血压的**拔罐疗法**

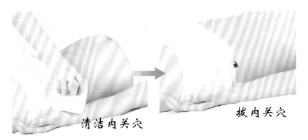

清洁内关穴　　　　　　　　　拔内关穴

1 用热毛巾擦拭清洁内关穴，用拔罐器将气罐拔取在
内关穴上，留罐 15 分钟后取下。

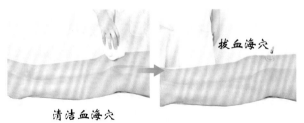

拔血海穴

清洁血海穴

2 找到血海穴，用热毛巾擦拭清洁该穴区，用拔罐器
将气罐拔扣在血海穴上，留罐 10 分钟后取下。

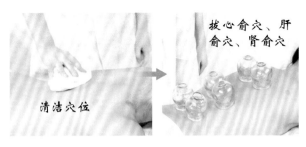

清洁穴位　　　　　　　　　拔心俞穴、肝
俞穴、肾俞穴

3 用热毛巾擦拭清洁心俞穴、肝俞穴、肾俞穴，右手
持罐，左手用止血钳夹住点燃的棉球，伸入罐内旋
转一圈马上抽出，然后迅速将火罐分别扣在心俞穴、肝
俞穴、肾俞穴上，留罐 15 分钟后取下。

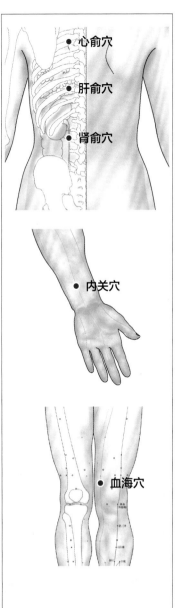

● 心俞穴

● 肝俞穴

● 肾俞穴

● 内关穴

● 血海穴

169

血瘀证高血压的**足浴疗法**

配方 杜仲 20 克，当归 10 克，鸡血藤 30 克，牛膝 60 克，葛根 60 克，柴胡 15 克，半夏 15 克，石菖蒲 15 克。

用法 将上述药物一起加 3000 毫升水，武火煮沸后再转文火煎半小时，倒入盆中，待温度不烫，放入双足浸泡 20~30 分钟。

功效 活血化瘀、补益肝肾。

配方 桃仁 30 克，红花 30 克，当归 30 克，川芎 30 克，赤芍 30 克，三七 15 克，鸡血藤 30 克，路路通 30 克。

用法 将上述药物一起加 3000 毫升水，武火煮沸后再转文火煎半小时，倒入盆中，待温度不烫时，放入双足浸泡 20~30 分钟。

功效：舒筋活血，化瘀止痛。

配方 制附子 20 克，干姜 10 克，透骨草 15 克，伸筋草 15 克，红花 15 克，桑枝 15 克，葱白 15 克。

用法 将上述药物用纱布袋装好，加 2000 毫升清水煎煮 10 分钟，药汁倒入足浴桶调好水温，睡前足浴 20~30 分钟。

功效 温经活血，通络止痛。

血瘀证高血压的
降压中药

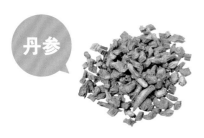

丹参

丹参能通行血脉、祛瘀止痛，广泛应用于各种血瘀病症，可治疗心绞痛、月经不调、血崩带下、血瘀腹痛、惊悸不眠、恶疮肿毒等病症。同时，丹参具有明显的扩张外周血管及降压的作用。

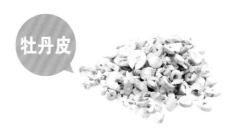

牡丹皮

牡丹皮具有显著的降压功效，其所含有的牡丹酚苷、牡丹酚原苷可以扩张冠状动脉血管，降压效果显著，煎液后服用治疗效果更佳。此外，牡丹皮还具有活血祛瘀、清热凉血之功。

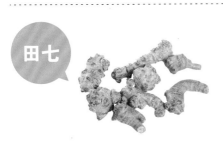

田七

三七富含多种有效成分，具有止血、活血、消肿定痛、抗疲劳、耐缺氧等作用，能通能补。三七总皂苷还可以改善冠状微循环，以降低收缩压为主，作用温和持久，是软化血管、控制高血压的理想调理药材。

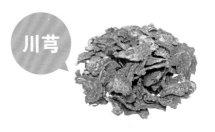

川芎

川芎具有行气开郁、祛风燥湿、活血止痛的功效，临床应用广泛，可用治血瘀气滞痛证、头痛、风湿痹痛、月经不调、痈疽疮疡等病症。现代药理研究证明，川芎各剂型对犬、猫、兔等麻醉动物均有显著而持久的降压作用。

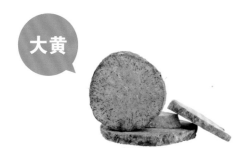

大黄

大黄是一味常用药，以大黄为主或适当配伍可用于治疗多种疾病，如积滞便秘、血热吐衄、热毒疮疡、湿热痢疾、黄疸、淋证等。亦有报告指出，其还可通过利尿、改善血液流变性等间接产生降压作用，加上其泻下作用，排便通畅则血液在体内所受阻力小，血压自然随之下降。

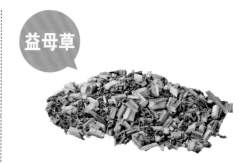

益母草

益母草苦泄辛散、主入血分，其粗提物能扩张血管静脉给药，能使外周血管阻力下降，股动脉血流量增加，表明益母草的降压作用可能与其能扩张血管平滑肌有关。此外，益母草善活血祛瘀、清热解毒、利水消肿，对高黏血症、抗血栓形成、兴奋子宫、保护心脏也有一定功效。

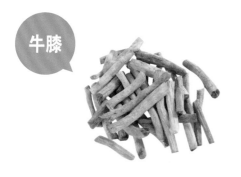

牛膝

牛膝为动血之品，性专下行，是活血祛瘀之良品。实验证明，牛膝煎剂对麻醉猫和犬等均有短暂的降压作用，推测其作用机制可能与组胺的释放、心脏抑制及扩张外周血管有关。其与钩藤配伍，不但在治疗血瘀证高血压上有良好疗效，而且还能治疗脑血管痉挛引起的头痛。

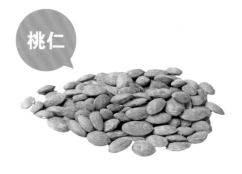

桃仁

桃仁祛瘀力强，又称破血药，为治疗多种血瘀阻滞病症的常用药，具有活血祛瘀、润肠通便、止咳平喘的功效，可用治肠燥便秘、咳嗽气喘、肺痈肠痈、痛经、跌打损伤等症状。此外，桃仁提取物还有抗凝血作用，并能抑制咳嗽中枢而止咳，同时能使血压下降，可用于高血压的辅助治疗。

血瘀证高血压的中草药茶饮

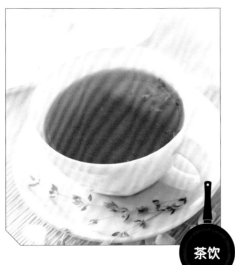

茶饮

益母草红糖茶

材料： 玫瑰花 10 克，益母草 6 克。

调料： 红糖少许。

做法： ① 将益母草和玫瑰花分别洗净，再一同放入茶壶中，倒入适量开水冲泡。

② 加少许红糖拌匀，静泡 8 分钟左右即可。

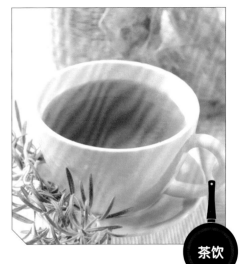

茶饮

荷叶丹参山楂茶

材料： 荷叶 10 克，丹参 15 克，三七 10 克，干山楂 20 克。

做法： ① 砂锅中注入清水烧开，倒入备好的药材，搅拌均匀。

② 盖上盖，用小火煮 20 分钟，至药材析出有效成分。

③ 揭开盖，搅拌片刻，将药茶滤入杯中，待稍微放凉即可饮用。

173

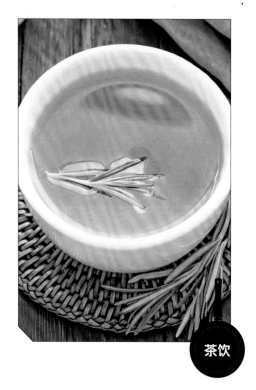

茶饮

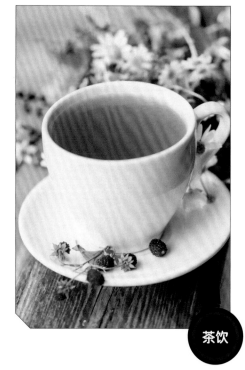

茶饮

银杏叶川芎红花茶

材料：川芎 6 克，银杏叶 5 克，红花 4 克。

做法：① 砂锅中注入清水烧开，放入备好的药材，搅散。
② 盖上盖子，煮沸后再用小火煮约 5 分钟，至其析出有效成分。
③ 揭盖，搅拌片刻，关火后盛出煮好的药茶。
④ 将药茶装入杯中，趁热饮用即可。

丹参山楂三七茶

材料：山楂 20 克，丹参 15 克，三七 10 克。

做法：① 砂锅中注入适量清水烧开，放入备好的药材，搅拌均匀。
② 盖上盖，煮沸后用小火煮约 15 分钟，至其析出有效成均分。
③ 揭盖，搅拌均匀，略煮片刻，关火后将煮好的药茶装入杯中，趁热饮用即可。

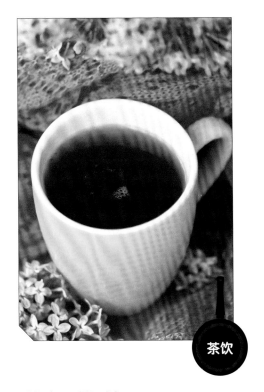

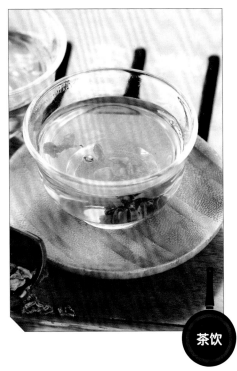

茶饮

茶饮

藏红花茶

材料：藏红花 3~5 条。

做法： ① 将藏红花放入杯中。

② 冲入 100 毫升开水，盖上盖子。

③ 焖 5 分钟即可饮用。

④ 可反复加开水冲泡 3~5 次。

益母草茶

材料：益母草 10 克。

做法： ① 砂锅中注入适量的清水大火烧开，倒入备好的益母草，搅拌片刻。

② 盖上锅盖，烧开后转小火煮 30 分钟至析出有效成分。

③ 掀开锅盖，持续搅拌片刻，关火后将煮好的药茶盛入杯中即可。

附录 常见的降压中成药

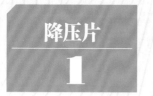

降压片 1

成分：黄芩、决明子、山楂、槲寄生、臭梧桐叶、桑白皮。

性状：本品为棕色的片剂；气微，味苦。

规格：0.5g×120 片 / 瓶。

功能主治：降压。用于高血压。

用法用量：口服。一次 2 ~ 4 片，一日 2 次。

注意事项：血压降至正常后，改为日服 1 ~ 2 片；如自觉症状加剧，应停药，症状缓解后，再减量服用。

药物相互作用：如与其他药物同时服用可能会发生药物相互作用，详情请咨询医师或药师。

心脉通片 2

成分：当归、丹参、毛冬青、葛根、牛膝、钩藤、槐花、三七、决明子、夏枯草。

性状：本品为薄膜衣片，除去包衣后呈棕褐色；味微苦、涩。

规格：36 片 / 瓶。

功能主治：活血化瘀，通脉养心，降压降脂。用于高血压、高脂血症等。

用法用量：口服。一次 4 片，一日 3 次。

不良反应：偶有病人服药后感觉口干、腹胀、胃纳差，此乃处方偏寒所致，饭后服用可避免。

禁忌：孕妇忌服。

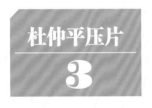

杜仲平压片 3

成分：杜仲叶。

性状：本品为糖衣片，除去糖衣后显棕黄色至棕褐色；气微，味微苦、涩。

规格：每片含杜仲叶干浸膏 300 mg（基片）。

功能主治：降血压，强筋健骨。适用于高血压、头晕目眩、腰膝酸痛、筋骨萎软等症。

用法用量：口服。一次 2 片，一日 2~3 次，或遵医嘱。

用法用量：尚不明确。

注意事项：尚不明确。

禁忌：尚不明确。

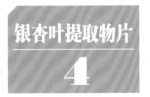

银杏叶提取物片 4

成分：每片含有银杏叶提取物 40 mg，其中银杏黄酮甙 9.6 mg，萜类内酯 2.4 mg（银杏内酯、白果内酯）。

性状：本品为浅黄色薄膜衣片。

规格：40 mg×20 片 / 盒。

功能主治：主要用于脑部、周边等血液循环障碍。

1.急慢性脑机能不全及其后遗症：中风、注意力不集中、记忆力衰退、痴呆；

2.耳部血流及神经障碍：耳鸣、眩晕、听力减退、耳迷路综合征；

3.眼部血流及神经障碍：糖尿病引起的视网膜病变及神经障碍、老年黄斑变性、视力模糊、慢性青光眼；

4.末梢循环障碍：各种动脉闭塞症、间歇性跛行症、手脚麻痹冰冷、四肢酸痛。

用法用量：口服。一日 2 ~ 3 次，一次 1 ~ 2 片，或遵医嘱。

不良反应：本品耐受性良好，罕有胃肠道不适、头痛、过敏反应等现象发生，一般不需要特殊处理即可自行缓解。

禁忌：对本品中任一成分过敏者禁用。

清脑降压片 5

成分： 黄芩、夏枯草、槐米、煅磁石、牛膝、当归、地黄、丹参、水蛭、钩藤、决明子、地龙、珍珠母。

性状： 本品为薄膜衣片，除去包衣后显黑棕色；味微苦。

规格： 0.33 g×24 片 / 盒。

功能主治： 平肝潜阳。用于肝阳上亢所致的眩晕，症见头晕、头痛、项强、血压偏高。

用法用量： 口服。一次 4～6 片，一日 3 次。

注意事项： 孕妇忌服。

不良反应： 尚不明确。

牛黄降压丸 6

成分： 人工牛黄、羚羊角、珍珠、水牛角浓缩粉、白芍、决明子、川芎、黄芩提取物、郁金、冰片、甘松、薄荷、党参。辅料为蜂蜜。

性状： 本品为浅棕色至深棕色的大蜜丸；气微香，味微甜、苦，有清凉感。

规格： 1.6 g×10 丸。

功能主治： 清心化痰，平肝安神。用于心肝火旺，痰热壅盛所致的头晕目眩、头痛失眠、烦躁不安、高血压。

用法用量： 口服。一次 1～2 丸，一日 1 次。

不良反应： 尚不明确。

禁忌：

1. 腹泻者忌服。

2. 气血不足所致的头晕目眩或失眠患者忌服。

注意事项：

1. 孕妇慎用。

2. 服药期间忌寒凉、油腻食品。

3. 服用前应除去蜡皮或塑料球壳。

4. 本品不可整丸吞服。

愈风宁心滴丸 7

成分：葛根。

性状：本品为棕黄色的滴丸；味微苦。

规格：33 mg/丸。

功能主治：解痉止痛，增强脑及冠状动脉血流量。用于高血压头晕、头痛、颈项疼痛、冠心病心绞痛、神经性头痛等症。

用法用量：口服。一次 15 丸，一日 3 次，4 周一个疗程。

注意事项：孕妇慎用。

药物相互作用：如与其他药物同时服用可能会发生药物相互作用，详情请咨询医师或药师。

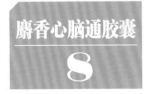
麝香心脑通胶囊 8

成分：丹参、红花、葛根、三七、川芎、桃仁、郁金、淫羊藿、水蛭、麝香、人参茎叶总皂苷、冰片。

性状：本品为胶囊剂，内容物为深褐色颗粒；气香，味苦。

规格：0.3 g×36 粒。

功能主治：本品的功效是活血化瘀，开窍止痛。用于瘀血阻络所致中风、冠心病、心绞痛，症见胸闷刺痛、口眼歪斜、半身不遂。

用法用量：口服。一次 3～4 粒，一日 3 次，或遵医嘱。

不良反应：尚不明确。

禁忌：孕妇禁用。

注意事项：胃病患者饭后服用。

成分： 主要成分为三七总皂甙。

性状： 本品为软胶囊，内含黄色或棕黄色油状混悬液；味苦。

规格： 0.33 g×24 粒。

功能主治： 活血祛瘀，通脉活络。用于瘀血闭脉络症的中风中经络恢复期，症见偏瘫、半身不遂、口舌歪斜、舌强言謇或不语。或用于心血瘀阻型冠心病绞痛，症见胸闷、胸痛、心慌、舌紫暗或有瘀斑。

用法用量： 口服。一次 2 粒，一日 2 次。

禁忌： 孕妇忌用。

药理毒理： 本品可预防性地减轻因结扎双侧颈总动脉所造成的大鼠急性脑缺血性水肿并可预防大鼠动、静脉血栓形成。

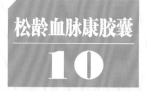

成分： 鲜松叶、葛根、珍珠层粉。

性状： 本品为胶囊剂，内容物为浅褐色的粉末；气微，味苦。

规格： 0.5 g×60 粒 / 盒。

功能主治： 平肝潜阳，镇心安神。用于肝阳上亢所致的头痛、眩晕、急躁易怒、心悸、失眠，高血压病及原发性高脂血症见上述证候者。

用法用量： 口服。一次 3 粒，一日 3 次，或遵医嘱。

不良反应： 个别患者服药后可出现轻度腹泻、胃脘胀满等，饭后服用有助于减轻或改善这些症状。

药理毒理： 高血压和高脂血症动物模型实验表明，本品具有降压和调血脂的作用。